全国高等卫生职业教育护理专业"双证书"
人才培养纸数融合"十三五"规划教材

供护理、助产等专业使用

护理综合技能实训

HULI ZONGHE JINENG SHIXUN

主　编　沈晓岑　王雪菲

副主编　郝　宁　柴喜春　崔　蓉

编　委　（以姓氏笔画为序）

马大方（枣庄市立医院）

王　玥（辽宁医药职业学院）

王雪菲（孝感市中心医院）

李　英（西安培华学院）

杨茜茜（周口科技职业学院）

沈晓岑（铁岭卫生职业学院）

张利君（南京中医药大学附属南京医院）

张楚楚（辽宁医药职业学院）

赵思宇（鞍山师范学院高等职业技术学院）

郝　宁（铁岭卫生职业学院）

柴喜春（渭南职业技术学院）

崔　蓉（新疆医科大学）

U0370111

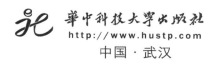

华中科技大学出版社
http://www.hustp.com
中国·武汉

内 容 简 介

本书是全国高等卫生职业教育护理专业"双证书"人才培养纸数融合"十三五"规划教材。

本书内容分为六个实训,包括生活支持护理技能、生命体征的测量、医院感染的预防和控制技术、诊疗护理技术、各种置管患者护理技术和母婴护理技术。

本书可供护理、助产等专业学生及医院护士等相关医护工作人员使用。

图书在版编目(CIP)数据

护理综合技能实训/沈晓岑,王雪菲主编. —武汉:华中科技大学出版社,2019.1(2023.2 重印)
全国高等卫生职业教育护理专业"双证书"人才培养纸数融合"十三五"规划教材
ISBN 978-7-5680-4830-9

Ⅰ. ①护… Ⅱ. ①沈… ②王… Ⅲ. ①护理学-高等职业教育-教材 Ⅳ. ①R47

中国版本图书馆 CIP 数据核字(2019)第 003612 号

护理综合技能实训   沈晓岑   王雪菲   主编
Huli Zonghe Jineng Shixun

策划编辑:居 颖
责任编辑:丁 平
封面设计:杨玉凡
责任校对:曾 婷
责任监印:周治超
出版发行:华中科技大学出版社(中国·武汉)   电话:(027)81321913
        武汉市东湖新技术开发区华工科技园   邮编:430223
录   排:华中科技大学惠友文印中心
印   刷:武汉市籍缘印刷厂
开   本:889mm×1194mm   1/16
印   张:7.5
字   数:208 千字
版   次:2023 年 2 月第 1 版第 3 次印刷
定   价:39.80 元

全国高等卫生职业教育护理专业"双证书"
人才培养纸数融合"十三五"规划教材

编委会

委员（按姓氏笔画排序）

王 霞	山西老区职业技术学院	张 捷	上海中侨职业技术学院
王志亮	枣庄科技职业学院	张志明	顺德职业技术学院
王高峰	贵州工程职业学院	陈学政	内蒙古医科大学
艾力·孜瓦	新疆维吾尔医学专科学校	宛淑辉	铁岭卫生职业学院
卢 兵	镇江市高等专科学校	赵明范	大兴安岭职业学院
申社林	邢台医学高等专科学校	郝春艳	锦州医科大学
白梦清	湖北职业技术学院	胡鹏飞	上海震旦职业学院
朱 红	山西同文职业技术学院	段亚平	贵州工商职业学院
朱 兵	西安培华学院	桂 勤	惠州卫生职业技术学院
李朝鹏	邢台医学高等专科学校	夏金华	广州卫生职业技术学院
沈小平	上海思博职业技术学院	柴喜春	渭南职业技术学院

编写秘书 居 颖 蔡秀芳 陆修文

Introduction | 总 序

近年来,我国将发展职业教育作为重要的国家战略之一,高等职业教育已成为高等教育的重要组成部分,与此同时,作为高等职业教育重要组成部分的高等卫生职业教育的发展也取得了巨大成就,为国家输送了大批高素质技能型、应用型医疗卫生人才。截至2016年,我国开设护理专业的高职高专院校已达400余所,年招生规模近20万人,在校生近65万人。

医药卫生体制的改革要求高等卫生职业教育也应顺应形势调整目标,根据医学发展整体化的趋势,医疗卫生系统需要全方位、多层次、各种专业的医学专门人才。护理专业与临床医学专业互为羽翼,在维护人民群众身体健康、提高生存质量等方面起到了不可替代的作用。当前,我国正处于经济社会发展的关键阶段,护理专业已列入国家紧缺人才专业,根据国家相关机构颁布的《"健康中国2030"规划纲要》《关于深化医教协同进一步推进医学教育改革与发展的意见》《全国护理事业发展规划(2016—2020年)》等一系列重要文件,到2020年我国对护士的需求将增加至约445万人,到2030年我国对护士的需求将增加至约681万人,平均每年净增加23.6万人,这为护理专业的毕业生提供了广阔的就业空间,也对高等卫生职业教育如何进行高素质技能型护理人才的培养提出了新的要求。

教育部《关于全面提高高等职业教育教学质量的若干意见》中明确指出,高等职业教育必须"以服务为宗旨,以就业为导向,以能力为本位"。《中共中央国务院关于深化教育改革全面推进素质教育的决定》中再次强调"在全社会实行学业证书、职业资格证书并重的制度"。上述文件均为新时期我国职业教育的发展提供了具有战略意义的指导意见。为了全面落实职业教育规划纲要,更好地服务于高等医学职业教育教学,创新编写模式,服务"健康中国"对高素质创新技能型人才培养的需求,变"学科研究"为"学科应用与职业能力需求对接"。2018年8月在全国卫生职业教育教学指导委员会专家和部分高职高专院校领导的指导下,华中科技大学出版社组织全国30余所高等卫生职业院校的近200位老师编写了本套全国高等卫生职业教育护理专业"双证书"人才培养纸数融合"十三五"规划教材。

本套教材充分体现新一轮教学计划的特色,强调以就业为导向、以能力为本位、贴近学生的原则,体现教材的"三基"(基本知识、基本理论、基本实践技能)及"五性"(思想性、科学性、先进性、启发性和适用性)要求,着重突出以下编写特点。

(1)紧跟教改,接轨"双证书"制度。紧跟教育部教学改革步伐,引领职业教育教材发展趋势,注重学业证书和执业资格证书相结合,紧密围绕执业资格标准和工作岗位需要,提升学生的就业竞争力。

(2)创新模式,理念先进。创新教材编写体例和内容编写模式,迎合高职高专学生思维活跃的特点,体现"工学结合"特色。教材的编写以纵向深入和横向宽广为原则,突出课程的综合性,淡化学科界限,对课程采取精简、融合、重组、增设等方式进行优化,同时结合各学科特点,加强对学生人文素质的培养。

（3）优化课程体系，注重能力培养。内容体系整体优化，注重相关教材内容的联系和衔接，避免遗漏和不必要的重复；重视培养学生的创新、获取信息及终身学习的能力，实现高职教材的有机衔接与过渡作用，为中高衔接、高本衔接的贯通人才培养通道做好准备。

（4）紧扣大纲，直通护考。密切结合最新的护理专业课程标准，紧扣教育部制定的高等卫生职业教育教学大纲和最新护士执业资格考试大纲，随章节配套习题，全面覆盖知识点与考点，有效提高护士执业资格考试通过率。

（5）全套教材采用全新编写模式，以扫描二维码形式帮助老师及学生在移动终端共享优质配套网络资源，使用华中科技大学出版社提供的数字化平台将移动互联、网络增值、慕课等新的教学理念和教学技术、学习方式融入教材建设中，全面体现"以学生为中心"的教材开发理念。

这套规划教材作为秉承"双证书"人才培养编写理念的护理专业教材，得到了各学校的大力支持与高度关注，它将为新时期高等卫生职业教育护理专业的课程体系改革做出应有的贡献。我们衷心希望这套教材能在相关课程的教学中发挥积极作用，并得到读者的青睐。我们也相信这套教材在使用过程中，通过教学实践的检验和实际问题的解决，能不断得到改进、完善和提高。

全国高等卫生职业教育护理专业"双证书"人才培养
纸数融合"十三五"规划教材编写委员会

本教材以加强实训,培养高素质实用型、技能型人才为目的。基本思想为突出重点操作,熟悉各项基本操作,紧密结合临床,调动学生练习的积极主动性,加强实践考核,注重学生综合素质的培养,通过集中演练强化技能水平,同时又使学生在实践过程中巩固已学内容,提高对护理的"感悟",使学生逐渐熟悉环境,尽早进入角色,拉近学生与岗位之间的距离。本教材通过实践性教学,培养学生观察、分析、解决问题的能力。

本教材主要介绍护理工作中的礼仪、基本技能和临床各科常用护理技术、评分标准,以实验、实习内容为主,图文并茂,包括实验、实习预期达到的目标,操作目的、用物、步骤及注意事项,着重介绍每种疾病的护理评估要点、常用护理措施、健康教育要点等。本书坚持"贴近学生、贴近社会、贴近岗位"的基本原则,以学生为中心,以实训内容为主线,阐述了基础护理和内、外、妇、儿、急诊等临床各科常见疾病的常用护理技术。

本教材的特点:

1. 突出"综合"的内涵 紧扣新教学计划和教学大纲进行编写,在淡化学科意识的基础上进行跨学科的教学内容综合,将各专科教学思想整合为一体。其次,突出教学与临床的结合,使该教材能与岗位任务紧密衔接。

2. 突出"技能实训"的教学宗旨 教学内容可在学校仿真环境下开展,也可在临床场景下进行。所列操作技能均可利用实训基地达成目标,并可根据项目内容开展仿真情境教学,加强学生职业素质和职业能力的培养。

3. 突出"职业教育发展"的要求 在现代技术教育中,学生掌握知识能力和认知能力的提高,不仅仅依靠教师的灌输,而且需要在教师的指导下,学生通过与周围环境的交互,主动学习、思考和探索而获得。

4. 突出"临床应用性"的终极目标 实训项目均为临床护理实践应用的技能项目,在任务实施中更贴近临床情境,以案例分析开展学习情境,通过技能操作训练,逐步进入护士的角色。

本教材是由全国 7 所高职高专院校的 9 名护理专业教师以及 3 名来自 3 个三级甲等医院的临床一线的护理专家合作编写而成。在编写过程中,得到了所有编者所在单位领导和同事的大力支持,在此致以诚挚的感谢。

本教材由于编写时间短、相关参考资料少,且编者学识有限,疏漏及不足之处在所难免,敬请广大师生和其他读者予以指正。

编 者

2018 年 10 月

目　录

MULU

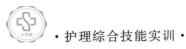

实训 六　母婴护理技术

实训一　生活支持护理技能

生活支持护理技能是满足患者最基本生活需求的技能,包括为患者准备舒适的床单位,特别是为生活不能自理患者更换清洁被服,进行口腔护理等操作,使患者清洁、舒适,减少并发症的发生。在为患者提供支持护理时,护士应以患者为中心,创造一个整洁、舒适、安全的环境,满足患者的休养、生活、治疗等需要,以促进患者早日康复。

任务一　铺　床　法

技能一　铺备用床法

临床案例

患者,男,20岁。由于发热、咳嗽、咳铁锈色痰、胸痛来院就诊,诊断为:肺炎球菌性肺炎。经住院对症治疗后,患者痊愈出院。病区护士应如何整理床单位?

【活动分析】
1. 患者已出院,护士应将床单位整理好并铺成备用床。
2. 检查床单位设施是否完好,准备迎接新入院患者。

【实训目标】
知识目标:掌握铺备用床的目的及注意事项。
能力目标:能按护理程序要求,规范熟练地铺备用床。
素质目标:养成良好的职业素养,并在操作中贯彻执行安全、节力、高效原则。

【操作目的】
保持病室整洁、舒适、美观,准备迎接新患者。

【用物准备】
治疗车,按使用顺序叠放的物品(床褥、大单、被套、棉胎或毛毯、枕套、枕芯、床刷)。

【操作流程及考核评分标准】
铺备用床法的操作流程及考核评分标准见表1-1。

表 1-1　铺备用床法的操作流程及考核评分标准

项目	技术操作要求	分值
操作准备 （10分）	• 护士准备:衣帽整洁、指甲已修剪	2
	• 用物准备:治疗车、床旁桌、床尾椅、床褥、床垫、棉被或毛毯、枕芯、被套、大单、枕套、洗手液、床刷	6
	• 环境准备:无患者进行治疗或进餐,病室清洁、通风	2

Note

1

续表

项目	技术操作要求	分值
评估 (10分)	• 病床：完好无损，安全舒适	5
	• 床上用物：洁净、齐全，床单、被套等适应季节需要	5
操作程序 (70分)	• 取下手表，洗手，戴口罩	1
	• 准备用物，按顺序将用物摆放到治疗车上（由下至上放置枕芯、枕套、棉胎、被套、大单）	1
	• 推车至床旁，评估病室环境，向同室患者及家属说明目的，做好解释	5
	• 移床旁桌离床约20 cm，移床尾椅至床尾正中处，距床约15 cm，用物按顺序放于椅上	4
	• 检查床垫，必要时翻转床垫，上缘靠床头	3
	• 将床褥齐平床头平铺于床垫上（先床头后床尾）	3
	• 将大单横、纵中线对齐床横、纵中线，将大单分别向床头、床尾散开，再将大单向护士近侧、远侧散开（图1-1）	3
	• 铺床头，一只手将床头的床垫托起，另一只手伸过床中线将大单塞于床垫下	2
	• 包折床角，右手在距床头30 cm处，将大单边缘向上提起，使其同床边垂直，呈一等边三角形；以床沿为界，将三角形分为两半；上半三角形暂时覆盖于床上，将下半三角形平整地塞于床垫下，再将上半三角形翻下，塞于床垫下（图1-2）	5
	• 护士移至床尾，拉紧大单，同法铺床尾	3
	• 拉紧大单中部，双手掌心向上，平塞于床垫下	2
	• 转至对侧同法铺对侧床头、床尾及床中部	10
	• 在同侧铺被套	2
	• 被套中线与床中线对齐，齐床头放置，被头向上，被套正面向外平铺床上，被套尾部开口端上层打开1/3	4
	• 将折成"S"形的棉被放入被套内中部，棉被底边与被套开口边缘平齐（图1-3）	2
	• 拉棉被上缘中部到被套被头中部，充实被头	1
	• 远侧棉被角置于被套顶角处，展开对侧棉被，平铺于被套内，同法展开近侧棉被	4
	• 床尾拉平棉被和被套，系带	4
	• 内折近侧被齐床边缘，近侧被尾内折塞于垫下	3
	• 转至对侧同法对折对侧被，被尾内折塞于垫下	3
	• 枕套套于枕芯，系带，拍松枕芯，开口端背对门，放于床头盖被上	2
	• 移床旁桌、床尾椅回原位	1
	• 清理用物	1
	• 洗手，摘口罩	1
整体评价 (10分)	• 程序正确，动作规范，操作熟练 • 四角方正，床单位平整、美观 • 操作时间不超过5 min	10
	总分	100

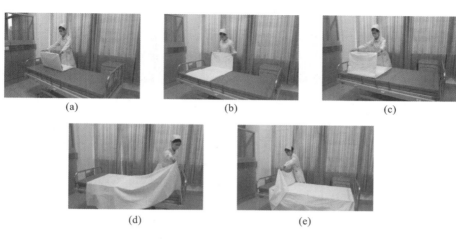

(a)   (b)   (c)

(d)   (e)

图 1-1　铺大单

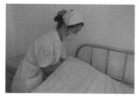 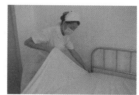

(a) 托起床垫包塞大单　　(b) 离床头30 cm处提起大单　(c) 提起大单的内侧面

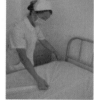 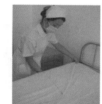 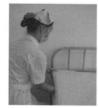 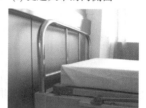

(d) 上半三角形覆盖于床上　(e) 塞下半三角形　(f) 将上半三角形塞入床垫下　(g) 成为一斜角

图 1-2　折叠床角法

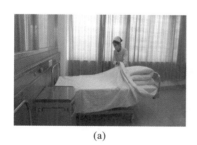 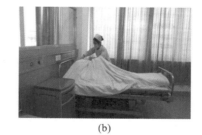

(a)   (b)

图 1-3　铺被套（S 形法）

【注意事项】

1. 病房内有患者进餐或治疗时应暂停铺床。

2. 操作中注意节力原则。

3. 操作前要备齐用物，按顺序放置，计划周到，减少无效动作，避免多次走动。

4. 铺床前能升降的床应将床调整至便于铺床的高度，以防腰部过度弯曲。

5. 铺床时身体尽量靠近床边，上身保持直立，两膝稍弯曲以降低重心，两脚左右分开，以扩大支撑面，有利于操作及维持身体的稳定性。

6. 操作中使用肘部力量，动作要平衡连续。

相关知识链接

床褥罩法

目前,很多医院已将传统的大单改为床罩式大单——床褥罩。床褥罩按床垫的大小制作,床角用纽扣或系带固定。铺床时,将床褥罩的中线与床中线对齐后展开,从床头向床尾分别拉紧四个角并套在床垫和床褥的四个角上,先近侧后对侧,最后系好床尾系带,拉紧床褥罩的中部塞于床垫下。此法大大地简化了铺床程序,节约了时间,减轻了护士的劳动强度,且铺床时容易使床单平整、紧扎,保持时间长。

技能二 铺暂空床法

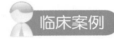

患者,男,29岁。因"单纯性甲状腺肿伴甲状腺功能亢进"住院,行甲状腺大部切除术后,患者痊愈并于上午8:00出院。在当班护士刚完成对该病床单位的消毒工作时,接到了住院处的电话,该床位即将新入住一重症"胆囊炎、胆石症"的高龄女性患者。此时,作为当班护士,你应如何准备床单位?

【活动分析】

新患者入院,床单位通常是在备用床的基础上改为暂空床。此情境为特殊情况,护士可直接将该床单位铺成暂空床,迎接新患者。

【实训目标】

知识目标:掌握铺暂空床的目的及注意事项。

能力目标:能按护理程序的要求,规范熟练地铺暂空床。

素质目标:养成良好的职业素养,并在操作中贯彻执行省时、节力原则。

【操作目的】

1. 保持病室内的整洁,迎接新患者入院。

2. 供暂时离床的患者使用。

【用物准备】

治疗车上按使用顺序叠放床褥、大单、中单、橡胶单、被套、棉胎或毛毯、枕套、枕芯、床刷。

【操作流程及考核评分标准】

铺暂空床法的操作流程及考核评分标准见表1-2。

表1-2 铺暂空床法的操作流程及考核评分标准

项目	技术操作要求	分值
操作准备 (10分)	• 护士准备:衣帽整洁、指甲已修剪	2
	• 用物准备:治疗车、床、棉被或毛毯、床垫、床褥、枕芯、被套、大单、枕套、橡胶单、中单、洗手液	6
	• 环境准备:无患者进行治疗或进餐,病室清洁、通风	2
评估 (10分)	• 患者暂时离床活动或外出检查	4
	• 病室无患者进行治疗或进餐,病室清洁通风 • 床上用物洁净、齐全 • 床单位设施性能完好	6

续表

项目	技术操作要求	分值
操作程序 （70分）	• 取下手表，洗手，戴口罩	2
	• 准备用物，按顺序将用物摆放到治疗车上	2
	• 推车至床旁，评估病室环境，向同室患者及家属说明目的，做好解释	3
	• 移床旁桌离床约 20 cm，移床尾椅至床尾正中处，距床约 15 cm，用物按序放于椅上	3
	• 检查床垫，必要时翻转床垫，上缘靠床头	2
	• 将床褥齐平床头平铺于床垫上（先床头后床尾）	3
	• 将大单横、纵中线对齐床横、纵中线，将大单分别向床头、床尾散开，再将大单向护士近侧、远侧散开	5
	• 铺床头，一只手将床的床垫托起，另一只手伸过床中线将大单塞于床垫下	3
	• 做角，右手在距床头约 30 cm 处，将大单边缘向上提起，使其同床边垂直，呈一等边三角形；以床沿为界，将三角形分为两半；上半三角形暂时覆盖于床上，将下半三角形平整地塞于床垫下，再将上半三角形翻下，塞于床垫下	5
	• 护士移至床尾，拉紧大单。同法铺床尾	4
	• 拉紧大单中部，双手掌心向上，平塞于床垫下	3
	• 在同侧铺被套，被套中线与床中线对齐，齐床头放置，被头向上，被套正面向外平铺床上，被套尾部开口端上层打开 1/3	10
	• 将折成"S"形的棉被放入被套内中部，棉被底边与被套开口边缘平齐	4
	• 拉棉被上缘中部到被套被头中部，充实被头	3
	• 远侧棉被角置于被套顶角处，展开对侧棉被，平铺于被套内，同法展开近侧棉被	3
	• 床尾拉平棉被和被套，系带	2
	• 内折近侧被齐床边缘，近侧被尾内折塞于垫下	2
	• 转至对侧同法对折对侧被，被尾内折塞于垫下	2
	• 枕套套于枕芯，系带，拍松枕芯，先横放于床尾，开口背对门，平拉至床头盖被上	3
	• 于右侧床头将盖被上端向内折 1/4，然后扇形三折于床尾（图 1-4）	4
	• 移回床旁桌，床尾椅，洗手	2
整体评价 （10分）	• 程序正确，动作规范，操作熟练 • 四角方正，床单位平整、美观 • 操作时间不超过 5 min	10
总分		100

【注意事项】

1. 病房内有患者进餐或治疗时应暂停铺床。

2. 操作中注意节力原则。

3. 操作前，要备齐用物，按顺序放置，计划周到，减少无效动作，避免多次走动。

4. 铺床前，能升降的床应将床调整至便于铺床的高度，以防腰部过度弯曲。

5. 铺床时，身体尽量靠近床边，上身保持直立，两膝稍弯曲以降低重心，两脚根据活动情况左右分开，以扩大支撑面，有利于操作及维持身体的稳定性。

6. 操作中，使用肘部力量，动作要平衡连续。

Note

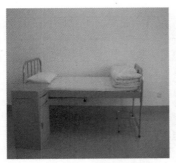　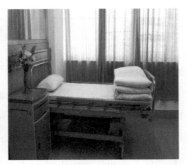

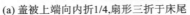

(a) 盖被上端向内折1/4,扇形三折于床尾　　(b) 盖被上端1/3处扇形三折于床尾

图 1-4　暂空床

技能三　铺麻醉床法

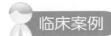临床案例

　　患者,女,39 岁。2 周前洗澡时无意发现右侧乳房有一小肿块,经肿块活组织病理检查,诊断为"乳腺癌"。于日前收住入院,拟行"乳腺癌改良根治术"。手术当日,病区责任护士应如何为患者准备床单位?

【活动分析】

在患者被接进手术室后,护士应拆除床上被污染被服,更换洁净被服并铺成麻醉床。

根据患者的麻醉方式和手术部位,应备橡胶单和中单各 2 条,并将橡胶单、中单分别铺在床的中部和床头。

该患者手术需行全身麻醉,护士应备好麻醉护理盘,以满足术后治疗与护理的需要。

【实训目标】

知识目标:掌握铺麻醉床的目的、注意事项及麻醉护理盘用物。

能力目标:能按护理程序的要求,规范熟练地铺麻醉床。

素质目标:养成良好的职业素养,并在操作中贯彻执行安全、节力、高效原则。

【操作目的】

1. 便于接收和护理麻醉手术后的患者。

2. 保持床铺清洁,保护被褥不被血液、伤口渗液、呕吐物、排泄物等污染。

3. 保证患者安全、舒适,预防并发症。

【用物准备】

床上用物:同备用床,另加橡胶单和中单各 2 条。

麻醉护理盘:无菌治疗巾内放开口器、舌钳、通气导管、牙垫、治疗碗、镊子、输氧导管、吸痰管、压舌板、纱布等;无菌治疗巾外放血压计、听诊器、手电筒、治疗巾、弯盘、棉签、胶布、护理记录单和笔等。

其他:输液架,需要时备心电监护仪、呼吸机、氧气吸入装置、吸痰装置、胃肠减压器、热水袋、毛毯等。

【操作流程及考核评分标准】

铺麻醉床法的操作流程及考核评分标准见表 1-3。

表 1-3　铺麻醉床法的操作流程及考核评分标准

项目	技术操作要求	分值
操作准备 （10分）	• 护士准备:衣帽整洁、指甲已修剪	2
	• 床上用物准备:治疗车、床垫、床褥、棉胎或毛毯、枕芯、大单、中单和橡胶单各 2 条、被套、枕套 • 麻醉护理盘:无菌治疗巾内放开口器、舌钳、压舌板、牙垫、平镊、治疗碗、通气道管、吸氧管、吸痰管、棉签、纱布或纸巾;治疗巾外放手电筒、心电监护仪(血压计、听诊器)、治疗巾、弯盘、胶布、护理记录单、笔、洗手液 • 其他准备:输液架、吸痰器、胃肠减压器、热水袋加布套	6
	• 环境准备:无患者进行治疗或进餐,病室清洁、通风	2
评估 （10分）	• 患者:熟知患者的诊断、病情、手术部位和麻醉方式,确保患者术后需要的抢救或治疗物品等性能良好	8
	• 环境:无患者进行治疗或就餐,病室清洁、通风	2
操作程序 （70分）	• 取下手表,洗手,戴口罩	1
	• 准备用物,按顺序将用物摆放到治疗车上(由下至上放置枕芯、枕套、棉胎、被套、大单)	1
	• 推车至床旁,评估病室环境,向同室患者及家属说明目的,做好解释	5
	• 移床旁桌离床约 20 cm,移床尾椅至床尾正中处,距床约 15 cm,用物按顺序放于椅上	4
	• 检查床垫,必要时翻转床垫,上缘靠床头	3
	• 将床褥齐平床头平铺于床垫上(先床头后床尾)	3
	• 将大单横、纵中线对齐床横、纵中线,将大单分别向床头、床尾散开,再将大单向护士近侧、远侧散开	3
	• 铺床头,一只手将床头的床垫托起,另一只手伸过床中线将大单塞于床垫下	2
	• 包折床角,右手在距床头 30 cm 处,将大单边缘向上提起,使其同床边垂直,呈一等边三角形;以床沿为界,将三角形分为两半,上半三角形暂时覆盖于床上;将下半三角形平整地塞于床垫下,再将上半三角形翻下,塞于床垫下	5
	• 护士移至床尾,拉紧大单,同法铺床尾	3
	• 拉紧大单中部,双手掌心向上,平塞于床垫下	2
	• 转至对侧同法铺对侧床头、床尾及床中部	9
	• 铺橡胶单及中单,距床头 45～50 cm(一般情况下),中线对齐,边缘塞于床垫下(图 1-5)	2
	• 齐床头或床尾铺另一橡胶单及中单,中线对齐,下缘压在中部中单上,绕至对侧。相同方法逐层铺好各单	2
	• 将折成"S"形的棉被放入被套内中部,棉被底边与被套开口边缘平齐	2
	• 拉棉被上缘中部到被套被头中部,充实被头	1
	• 远侧棉被角置于被套顶角处,展开对侧棉被,平铺被套内,同法展开近侧棉被	4
	• 床尾拉平棉被和被套,系带	4
	• 内折近侧被齐床边缘,近侧被尾内折塞于垫下	3
	• 转至对侧同法对折对侧被,被尾内折塞于垫下	3

Note

续表

项目	技术操作要求	分值
操作程序 (70分)	• 被尾向上折叠与床尾齐,近门侧盖被向背门侧呈扇形三折于对侧床边,开口向门	2
	• 套枕套,四角充实,枕头横立于床头,开口背门放置	2
	• 移回床旁桌,床尾椅放在不妨碍患者处	1
	• 麻醉护理盘放于床旁桌上,其他物品按照需要放置	2
	• 洗手	1
整体评价 (10分)	• 程序正确,动作规范,操作熟练 • 四角方正,床单位平整、美观 • 操作时间不超过 5 min	10
总分		100

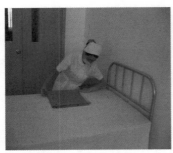
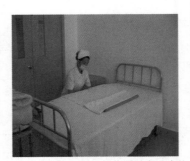

(a) 两单上缘距床头45～50 cm   (b) 两单在床缘的下垂部分同时塞入床垫下

图 1-5　铺中单

【注意事项】

1. 铺麻醉床应换上洁净的被单,保证术后患者的舒适,预防感染。

2. 根据评估结果,按需准备护理盘及其他用物。

3. 根据患者的麻醉方式及手术部位按需铺橡胶单和中单,中单要全部遮住橡胶单,防止橡胶单与患者皮肤直接接触,以保证患者舒适。

技能四　卧床患者床更换床单法

临床案例

　　患者,男,42 岁。2 天前因外伤脾破裂入院,在硬膜外麻醉下急诊行脾切除术。术后患者生命体征平稳,恢复良好。今天上午 8:50 患者在床上排尿时不慎将被服弄脏。作为责任护士应及时为患者更换清洁的被服。应如何操作?

【活动分析】

1. 患者术后第 2 天,床上排尿时不慎将被服污染,应立即为其更换清洁被服,以保持病床整洁,使患者睡卧舒适,预防并发症的发生。

2. 患者术后一般情况较好,可以翻身侧卧,可选用侧卧换单的方法为患者更换大单。

【实训目标】

知识目标:掌握卧床患者床更换床单法的目的及注意事项。

Note

能力目标:掌握卧床患者床更换床单法。

素质目标:具有良好的职业素养,动作轻柔,注意患者保暖,体现人文关怀,注重患者安全。

【操作目的】

1. 保持床单清洁、干燥、平整,使患者感觉舒适,预防压疮。

2. 保持病室整洁、美观。

【用物准备】

清洁的大单、中单、被套、枕套、床刷、污物袋,必要时备清洁衣裤和便器。

【操作流程及考核评分标准】

卧床患者床更换床单法操作流程及考核评分标准见表1-4。

表 1-4 卧床患者床更换床单法操作流程及考核评分标准

项目	技术操作要求	分值
操作准备 (10分)	• 护士准备:衣帽整洁、指甲已修剪	2
	• 用物准备:按操作先后顺序备大单、中单、被套、枕套各一套,带套床刷一个,污物袋	4
	• 环境准备:无患者进行治疗或进餐,病室清洁、通风	2
	• 患者准备:了解操作目的、方法、注意事项及配合要点	2
评估 (10分)	• 患者:病情、意识状态、病损部位、活动能力、配合程度等	6
	• 床上用物:洁净、齐全,床单、被套等适应季节需要	4
操作程序 (70分)	• 取下手表,洗手,戴口罩	1
	• 按顺序将用物摆放到治疗车上	1
	• 推车至床旁,核对患者,解释操作目的、方法及配合事项,酌情关闭门窗。询问患者有何需要,协助患者解决	12
	• 移开床旁桌距床 20 cm,移开床尾椅,治疗车放于床尾正中,距床约 15 cm	2
	• 病情许可时,放平床头和床尾支架	2
	• 松开床尾盖被,安排妥当各种引流管,协助患者两手放在胸腹部,两腿屈曲,将患者枕头移向对侧	3
	• 一手扶患者肩,另一手紧扶膝部,轻推患者转向对侧侧卧,背向护士,遮盖好患者	2
	• 从床头至床尾松开近侧各层床单,将中单污染面向内卷至患者身下(图1-6)	2
	• 扫净橡胶单上的渣屑,然后将橡胶单搭于患者身上,将大单卷塞于患者身下,从床头至床尾扫净床褥	2
	• 铺清洁大单,将大单横、纵中线对齐床横、纵中线,将大单分别向床头、床尾散开,将靠近护士一侧大单向近侧下拉散开,将清洁大单对侧一半大单正面向内卷,塞入患者身下,按铺床法铺好近侧大单,放下橡胶单	4
	• 铺清洁中单于橡胶单上,近侧部分下拉至床沿,卷对侧中单于患者身下,将近侧橡胶单、中单塞入床垫下铺好	2
	• 协助患者平卧,将患者枕头移向近侧,再翻身,面向护士	2
	• 护士转至对侧	1
	• 从床头至床尾松开近侧各层床单,取出污中单放在床尾扫床车的污物袋内	2
	• 扫净橡胶单上的渣屑,然后将橡胶单搭于患者身上	2
	• 取下污大单放于扫床车的污物袋内	2

续表

项目	技术操作要求	分值
操作程序 (70分)	• 从床头至床尾扫净床褥	2
	• 取下床刷套,放于扫床车的污物袋内,床刷放回扫床车	2
	• 同法铺好各层床单	2
	• 协助患者仰卧	1
	• 将清洁被套正面向外平铺在污被套上	2
	• 解开被套尾端系带,从开口处将棉胎一侧纵行向上折叠1/3,同法折叠对侧棉胎	2
	• 手持棉胎前端呈"S"形折叠拉出	2
	• 同备用床法套好被套后,取出污被套放入污物袋内	2
	• 整理盖被,折成被筒,为患者盖好盖被,床尾多余的盖被塞于床垫下	2
	• 一手托住患者头部,一手将枕头撤出,取下枕套,置于扫床车污物袋内	2
	• 套好枕套,拍松枕头,置于患者头下	2
	• 按需支起床头或床尾支架,协助患者取舒适的卧位	2
	• 床旁桌椅移回原处	1
	• 开窗通风换气,观察病情,询问需要	1
	• 整理用物,将污单送洗	2
	• 洗手	1
整体评价 (10分)	• 程序正确,动作规范,操作熟练 • 四角方正,床单位平整、美观 • 关爱患者,开展健康教育	10
总分		100

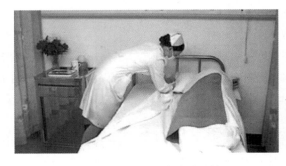

图1-6 卧床患者床床单更换

【注意事项】

1. 保证患者安全、舒适,动作轻稳,避免过多地翻动和暴露患者,以防疲劳和受凉。必要时使用床档,防止患者坠床。

2. 操作中注意节力,两人配合时动作应协调一致。

3. 操作中随时观察患者的病情变化,发现异常,立即停止操作,及时处理。

(沈晓岑)

任务二 口腔护理

特殊口腔护理法

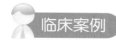 临床案例

　　患者,男,30 岁。因发热伴出血入院,诊断为再生障碍性贫血。患者焦虑、精神较差,检查发现口腔黏膜有散在的瘀点,轻触牙龈出血。作为责任护士,你应该如何给患者进行口腔护理? 操作中应注意些什么?

【活动分析】

1.患者有再生障碍性贫血,易出血和感染。为保持口腔清洁、预防口腔感染,需做口腔护理。操作中应多与患者沟通,做好心理护理。

2.操作过程中特别注意动作轻柔,防止损伤牙龈导致出血。

【实训目标】

知识目标:掌握特殊口腔护理的目的及注意事项。

能力目标:掌握特殊口腔护理法的操作方法。

素质目标:养成良好的职业素养,在操作中体现人文关怀精神。

【操作目的】

1. 保持口腔清洁、湿润,预防口腔感染等并发症。

2. 防止口臭、口垢,促进患者食欲,使患者舒适,保持口腔正常功能。

3. 观察口腔黏膜和舌苔及特殊口腔气味,提供病情变化的动态信息。

【用物准备】

1. 治疗盘内置治疗碗(内盛浸有漱口液的棉球不少于 18 个)、弯血管钳 1 把、镊子 1 把、压舌板、治疗巾、弯盘、杯子(内盛漱口液)、吸水管、手电筒、棉签,必要时备张口器。

2. 治疗盘外备外用药,按需准备如液体石蜡、锡类散、西瓜霜、口腔薄膜、金霉素甘油、制霉菌素甘油等。

【操作流程及考核评分标准】

特殊口腔护理法的操作流程及考核评分标准如表 1-5 所示。

表 1-5　特殊口腔护理法的操作流程及考核评分标准

项目	技术操作要求	分值
操作准备 (10 分)	• 护士准备:衣帽整洁,应修剪指甲、洗手、戴口罩	3
	• 用物准备:根据病情准备漱口液及用物,清点棉球数目	3
	• 患者准备:了解操作目的、方法、注意事项及配合要点	2
	• 环境准备:整洁、安静、光线良好	2
评估 (10 分)	• 患者:患者的一般情况、口腔局部情况较好,患者情绪稳定,能配合操作	6
	• 环境:环境清洁,温、湿度适宜	2
	• 用物:齐全	2

Note

续表

项目		技术操作要求	分值
操作程序 （70分）		• 携用物至床旁,自我介绍,核对患者,向其解释操作目的及方法	4
		• 取合适卧位,协助患者头偏向护士侧	2
		• 打开口护包,铺治疗巾于患者颔下,弯盘置患者口角旁	4
	擦洗 口腔	• 润唇、观察口腔、漱口,取下义齿	5
		• 正确使用压舌板、开口器等	2
		• 一次夹取一个棉球,拧干棉球方法正确,棉球湿度适宜	3
		• 擦洗顺序正确:由内向外纵向擦洗,左上外侧面→右上外侧面(图1-7)→左上内侧面→左上咬合面→左下内侧面→左下咬合面→左侧面颊→右上内侧面→右上咬合面→右下内侧面→右下咬合面→右侧面颊→硬腭→舌面→舌下,各两次	20
		• 擦洗方法正确	8
		• 擦洗动作轻柔,未损伤牙龈、黏膜	5
		• 漱口、观察口腔,遵医嘱使用外用药	5
		• 擦净面部,涂润唇膏	2
	整理 用物	• 安置患者,协助患者取舒适卧位	2
		• 再次核对患者姓名、床号,整理床单位	3
		• 用物处置恰当	3
		• 洗手、必要时记录	2
整体评价 （10分）		• 患者口腔清洁、湿润、无异味,感觉舒适	4
		• 操作熟练流畅,有职业防护意识和防止损伤观念	4
		• 治疗性沟通有效	2
总分			100

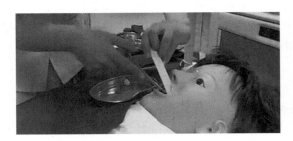

图 1-7 擦洗牙齿外侧面

【注意事项】

1. 擦洗过程中,擦洗舌部及硬腭时不宜过深,以免引起恶心。对有凝血功能障碍者,动作轻柔以防碰伤黏膜及牙龈。

2. 擦洗时须用弯血管钳夹紧棉球,每次1个,擦洗前后清点棉球数量,防止棉球遗留在口腔内。棉球不可过湿,以防患者将溶液吸入呼吸道。

3. 昏迷患者禁忌漱口,以防误吸。需开口器时,应从臼齿处放入。牙关紧闭者不可使用暴力使其张口,以免造成损伤。

Note

4. 有活动义齿者,应取下义齿,用冷水刷洗干净,口腔护理后戴好。义齿禁用热水或乙醇浸泡,以免变色、变形或老化,暂时不用的义齿,可浸于冷水中备用,每日更换一次清水。

5. 长期应用抗生素者,注意观察其口腔内有无真菌感染。

6. 传染病患者用物按消毒隔离原则处理。

（柴喜春）

任务三　运送患者

技能一　轮椅运送患者法

临床案例

　　患者,男,55 岁。左腿胫腓骨骨折,小夹板外固定。医嘱:左小腿 X 线摄片。作为责任护士,你应该如何运送患者去摄 X 线片? 同时需要注意些什么?

【活动分析】

1. 患者左腿骨折,用小夹板外固定,不能行走但能坐起,应选用轮椅运送患者。
2. 在帮助患者上、下轮椅的过程中,应注意利用患者右腿的力量,保护好左腿。
3. 在运送过程中注意保暖。

【实训目标】

知识目标:掌握轮椅运送患者的目的及注意事项。

能力目标:掌握正确轮椅运送患者的方法。

素质目标:关爱患者,并在操作中贯彻安全、节力、高效原则。

【操作目的】

1. 运送不能行走但能坐起的患者进行检查、治疗、手术、出入院、外出活动等。
2. 帮助患者离床活动,促进血液循环和体力恢复。

【用物准备】

轮椅、毛毯(根据季节酌情准备)、别针、软垫(根据患者需要)、防滑鞋。

【操作流程及考核评分标准】

轮椅运送患者法操作流程及考核评分标准见表 1-6。

表 1-6　轮椅运送患者法操作流程及考核评分标准

项目	技术操作要求	分值
操作准备 （10分）	• 护士准备:衣帽整洁、指甲已修剪	2
	• 用物准备:轮椅(配有束腰带)、毛毯(根据季节酌情准备)、防滑鞋,必要时备软枕等	4
	• 患者准备:了解操作目的、方法、注意事项及配合要点	2
	• 环境准备:整洁、安静、光线良好	2

续表

项目	技术操作要求	分值
评估 (10分)	• 病室环境:安全、地面无湿滑、无障碍物	2
	• 患者:姓名、年龄、诊断、病情、意识状态、肢体活动度、肢体肌力、合作程度、治疗、伤口及管道情况	5
	• 轮椅:各部件性能是否良好	3
操作程序 (70分)	• 查对患者,再次解释	2
	• 安置好患者身上的导管,掀开盖被	2
	• 将轮椅推至床尾使椅背与床尾平齐,椅面朝向床头或与床成45°放在患者健侧。拉闸将轮椅制动,翻起脚踏板	5
	• 将毛毯平铺在轮椅上,使毛毯上端高过预估患者肩部约15 cm	3
	• 扶患者坐起,协助其穿衣、裤、鞋	3
	• 嘱患者将双手置于护士肩上,护士双手环抱患者腰部,协助患者安稳坐入轮椅中,嘱其扶住椅子的扶手,尽量往后坐并靠椅背。(清醒、配合、上肢活动无障碍的患者,可用双手扶轮椅双侧扶手,自行移坐入轮椅。移动偏瘫患者时,转运者支持患者偏瘫的手臂最有效的方法是让患者自己手拉手,以免患侧手臂脱落或患者手臂被拖拉。)盖好毛毯(图1-8)	20
	• 翻下脚踏板,协助患者将双足置于脚踏板上(如有下肢水肿、溃疡或关节疼痛,可使脚踏板抬起,并垫软枕),用束腰带保护患者	10
	• 重新检查各种导管	3
	• 整理床单位,铺暂空床	3
	• 确定患者无不适后,松闸,推患者至目的地	4
	• 协助患者下轮椅:将轮椅推至床尾,使椅背与床尾平齐,拉闸将轮椅制动,翻起脚踏板,协助患者站起、转身、坐于床沿,脱去鞋子,安置合适体位,注意保暖	15
整体评价 (10分)	• 搬运轻、稳、准确,患者安全、舒适、无损伤 • 患者坐不稳或轮椅下斜坡时,用束腰带保护患者。下坡时,倒转轮椅,使轮椅缓慢下行,过门槛时,先翘起前轮,再抬起后轮,避免大震动,患者头及背部应向后靠 • 运送途中严密观察患者病情变化	10
总分		100

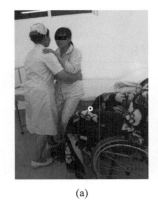
(a)
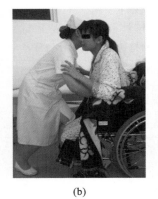
(b)
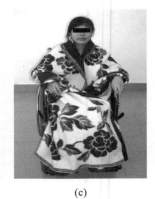
(c)

图1-8 协助患者上轮椅

【注意事项】

1. 使用前检查轮椅性能,以确保正常使用。

2. 根据室外温度适当增加衣物,以免患者着凉。

3. 运送过程中注意观察患者的病情变化,下坡应减慢速度,以免患者不适或发生意外。

技能二　平车运送患者法

临床案例

患者,女,46岁。因车祸腰部损伤急诊入院。医嘱:腰部 X 线摄片,即刻。作为责任护士,你应该采取怎样的方法送患者去放射科检查?同时需注意些什么?

【活动分析】

1. 宜采用平车运送法,上下车时宜四人搬运,动作需协调一致。

2. 平车上需垫上木板,固定好患者的腰部,或使用硬担架。

3. 如有输液管,应妥善处理好输液管,使其保持通畅,防止导管扭曲或受压。

4. 护士立于患者头侧,严密监测病情变化,注意保暖。

5. 推车行进时速度不宜过快,动作宜轻稳。

【实训目标】

知识目标:掌握平车运送患者的目的及注意事项。

能力目标:掌握平车运送患者的正确方法。

素质目标:养成良好的职业素养,关爱患者,并在操作中贯彻安全、节力、高效原则。

【操作目的】

运送不能起床的患者外出检查、治疗或者转运到其他病室等。

【用物准备】

平车(车上布置包好的垫子和枕头),棉被或毛毯,必要时备帆布中单或布中单、木板。

【操作流程及考核评分标准】

平车运送患者法的操作流程及考核评分标准见表1-7。

表 1-7　平车运送患者法的操作流程及考核评分标准

项目	技术操作要求	分值
操作准备 (10分)	• 护士准备:衣帽整洁、指甲已修剪	2
	• 用物准备:平车(配有被单和中单包好的垫子和枕头)、棉被(根据季节备保暖用品)、必要时备氧气袋、输液架、木板、帆布中单或布中单、抢救用物等	4
	• 患者准备:了解操作目的、方法、注意事项及配合要点	2
	• 环境准备:整洁、安静、光线良好	2
评估 (10分)	• 病室环境:安全、地面无湿滑、无障碍物	3
	• 患者:姓名、年龄、诊断、病情、意识状态、肢体活动度、肢体肌力、合作程度、治疗、伤口、导管情况以及有无约束	4
	• 平车:各部件性能是否良好	3

Note

续表

项目	技术操作要求		分值
操作程序 （70分）		• 查对患者，再次解释	2
		• 安置好患者身上的导管，松开盖被	2
	A、挪动法（适合于能在床上配合动作患者）	• 移开床旁桌、椅，协助患者穿衣并移向床边	2
		• 将平车与床平行并紧靠床边，调整平车高度与床同高或稍低，搬运者抵住平车，大轮靠床头，将制动闸止动	3
		• 协助患者将上半身、臀部、下肢依次均匀用力向平车挪动，使患者头部卧于大轮端，协助患者平卧于平车中央	3
	B、一人搬运法（适合于儿科患者或体重较轻患者）（图1-9(a))	• 将平车推至床尾，使平车头端与床尾成钝角，将制动闸止动	2
		• 协助患者穿衣并移至床边	2
		• 协助患者屈膝，搬运者一手臂自患者腋下伸至对侧肩部，另一手臂在同侧伸至患者臀部下，保持头、颈及躯干在同一平面，面部朝上	5
		• 嘱患者双臂交叉放于胸部	2
		• 抱住患者并移步，轻放于平车上，使之平卧于平车中央	2
	C、两人搬运法（适用于不能自行活动或体重较轻患者）（图1-9(b))	• 将平车推至床尾，使平车头端与床尾成钝角，将制动闸止动	2
		• 协助患者穿衣，二人站于床同侧，将患者上肢交叉于胸前	3
		• 甲：一手托住患者头、颈、肩部，另一手托住患者腰部； 乙：一手托住患者腰臀部，另一手托住患者大腿	4
		• 两人同时合力抬起患者，保持头、颈及躯干在同一平面，使患者身体稍向操作者倾斜，移步转向平车，将患者轻放于平车中央	2
	D、三人搬运法（适用于不能自行活动或体重较重患者）（图1-9(c))	• 将平车推至床尾，使平车头端与床尾成钝角，将制动闸止动	2
		• 协助患者穿衣，三人站于床同侧，将患者上肢交叉于胸前	2
		• 甲：托住患者头、颈、肩背部； 乙：托住患者背、腰、臀部； 丙：托住患者臀部、腘窝处	6
		• 三人同时抬起，保持头、颈及躯干在同一平面，使患者身体稍向搬运者倾斜，同时移步转向平车，将患者轻放于平车中央	3
	E、四人法（适用于病情危重或脊柱骨折患者）（图1-9(d))	• 移开床旁桌、椅，协助患者穿衣	2
		• 将平车与床平行并紧靠床边，调整平车高度与床同高或稍低，搬运者抵住平车，大轮靠床头，将制动闸止动	2
		• 在患者腰、臀下铺中单	2
		• 甲：站于床头，托住患者头及颈肩部； 乙：站于床尾，托住患者两腿； 丙和丁：分别站于床及平车两侧	6
		• 四人紧握中单四角，一人喊口令，合力同时抬起患者，轻放于平车中央，有骨折者固定好骨折部位	5
		• 根据病情协助患者取舒适体位，重新检查各种导管，拉好护栏，盖好盖被	2
		• 整理好床单位，铺暂空床 • 松闸，推至指定地点	2

续表

项目	技术操作要求	分值
整体评价 （10分）	• 搬运患者时妥善安置导管，避免脱落、受压或液体逆流 • 搬运过程中注意节力原则，保持头、颈及躯干在同一平面，注意职业防护 • 运送过程中，护士应站于患者的头侧，密切观察病情变化，颅脑损伤、颌面部外伤及昏迷的患者，应将头偏向一侧。发生心跳呼吸骤停、窒息等情况，就地抢救	10
总分		100

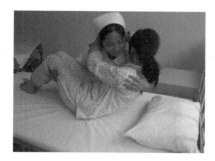

(a) 一人搬运法

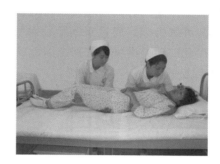

(b) 两人搬运法

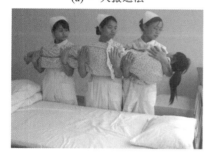

(c) 三人搬运法

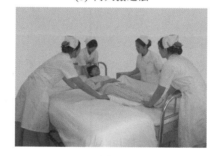

(d) 四人搬运法

图 1-9 平车运送患者方法

【注意事项】

1. 搬运前检查平车性能，搬运时注意节力，动作轻稳、准确，确保患者安全、舒适。

2. 搬运过程中注意观察患者的病情变化，避免造成损伤及并发症。

3. 患者头部应卧于大轮端。推平车行进过程中无论上坡还是下坡，患者的头部始终处于较高的位置，以减轻患者不适。推行中，平车小轮端在前，转弯灵活。车速要适宜，确保患者安全、舒适。

4. 有输液及引流管需保持通畅，以保证患者的持续性治疗不中断。

5. 搬运骨折患者，车上需垫木板，并固定好骨折部位或使用硬担架。颅脑损伤、颌面部外伤以及昏迷患者，应将头偏向一侧；搬运颈椎损伤患者时，患者头部应保持中立位。保持头、颈及躯干在同一平面，推车进出门时应先将门打开，不可用车撞门。

（沈晓岑）

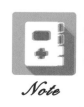

Note

实训二　生命体征的测量

生命体征是体温、脉搏、呼吸及血压的总称,是机体内在活动的一种客观反映,也是评价机体身心状况的可靠指标。通过观察生命体征的变化可以了解疾病的发生、发展和转归,为预防、诊断、治疗及护理提供可靠依据。因此,正确掌握生命体征的观察与护理是临床护理中极为重要的内容之一。

任务一　体温、呼吸、脉搏、血压测量法

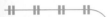

临床案例

患者,男,70岁。有重度吸烟史,反复咳嗽、咳痰20余年。日常生活中劳累后气促,近1个月感觉喘憋胸闷,近1周加重伴呼吸困难。说出完整的句子十分困难,看起来筋疲力尽,精神萎靡。体格检查:呼吸急促,有缩唇呼吸,半卧位,口唇发绀,桶状胸,触诊语颤减弱,叩诊呈过清音,两肺呼吸音减弱,可闻及粗湿啰音,心率90次/分,心律不齐,未闻及病理性杂音。胸部X线平片示慢性支气管炎、肺气肿证。门诊以"慢性阻塞性肺疾病急性加重期伴呼吸衰竭"收入院。如果你是责任护士,应如何监测患者的生命体征?

【活动分析】

1.该患者是一位"慢性阻塞性肺疾病急性加重期伴呼吸衰竭"患者,护士应重点观察患者的呼吸、脉搏变化,为疾病的治疗和护理提供依据。

2.重点观察患者生命体征变化伴随症状,正确判断异常情况并及时处理。

【实训目标】

知识目标:掌握生命体征的正常范围及测量时的注意事项。

能力目标:掌握生命体征的正确测量方法。

素质目标:养成良好的职业素养,能有效地与患者沟通交流。

【操作目的】

1.判断生命体征有无异常。

2.监测生命体征的变化,协助疾病的诊断,为治疗和护理提供依据。

3.根据患者生命体征监测的结果,给予饮食、药物、运动方面的指导。

【用物准备】

治疗盘内备一清洁干燥容器,放置已消毒好的体温计(体温计应完好,水银柱应在35 ℃以下)、另备一盛有消毒液的容器(用于回收使用后的体温计)、纱布、弯盘、笔、记录本、表(有秒针)。若测肛温另备润滑油、棉签、卫生纸、清洁手套,血压计、听诊器、笔、记录本、带秒针的表,

Note

18

必要时备棉花等。

【操作流程及考核评分标准】

生命体征测量法的操作流程及考核评分标准见表 2-1。

表 2-1　生命体征测量法的操作流程及考核评分标准

项目			技术操作要求	分值
操作准备 （10分）		• 护士准备：衣帽整洁，应修剪指甲、洗手、戴口罩		2
		• 用物准备：治疗车、治疗盘（一清洁干燥容器，放置已消毒的体温计（检查体温计是否完好，汞柱是否在 35 ℃以下）、有秒针的表、记录本、笔、弯盘、血压计、听诊器、洗手液、生活垃圾桶和医疗废物桶）		4
		• 患者准备：了解操作目的、方法、注意事项及配合要点		2
		• 环境准备：整洁、安静、光线良好		2
评估 （10分）		• 患者：患者的一般情况，病情、情绪、配合程度，判断适宜患者的测温方法		6
		• 环境：清洁，温、湿度适宜		2
		• 用物：齐全		2
操作程序 （70分）		• 检查体温计是否完好，将水银柱甩至 35 ℃以下		4
		• 检查血压计：袖带宽窄是否合适；水银是否充足；玻璃管有无缝隙；玻璃管上端是否和大气相通；橡胶管和输气球是否漏气；听诊器是否完好		5
		• 携用物至床旁，核对患者，向其解释操作目的及方法		4
		• 协助患者取坐位或卧位		4
	测体温	口温	• 将体温计水银端斜放于舌下热窝，嘱患者紧闭口唇含住口表，用鼻呼吸，勿咬，3 min 后取出	5
		腋温	• 解开患者上衣第 1 颗扣子，用纱布擦干腋下汗液，将体温计水银端放于腋窝处并紧贴皮肤，协助患者屈臂过胸夹紧体温计，测量时间 10 min	
		肛温	• 患者侧卧、俯卧或屈膝仰卧位，暴露测温部位，润滑肛表和水银端，插入肛门 3～4 cm，测量 3 min	
	测量脉搏		• 指导患者手臂放在舒适位置，伸展腕部（图 2-1）	2
			• 护士以食指、中指、无名指指端按压桡动脉表面，压力大小以能清楚触及脉搏搏动为宜，脉搏正常者测 30 s，所得数值乘以 2（异常呼吸患者或婴儿测 1 min），脉搏异常者测 1 min	5
	测量呼吸		• 保持诊脉手势，观察患者胸或腹部起伏，一起一伏为 1 次，计数 30 s，所得数值乘以 2，同时观察呼吸的节律、性质、声音、深浅，有无特殊气味，呼吸运动是否对称等	4
			• 呼吸微弱或危重者，可用少许棉絮置于鼻孔前，观察棉絮被吹动的次数，数 1 min	4
	测量血压		• 协助患者取坐位或卧位，卷袖露臂，肘部伸直，掌心朝上（坐位时肱动脉平第四肋软骨；卧位时肱动脉平腋中线）	4
			• 放平血压计，驱尽袖带内空气，袖带平整缠于上臂中部，下缘距肘窝上 2～3 cm，松紧以能插入一指为宜	5

续表

项目		技术操作要求	分值
操作程序 (70分)	测量血压	• 打开水银槽开关,带好听诊器,将听诊器胸件放在肱动脉搏动最明显处并固定,关闭输气球的气门,充气至动脉搏动音消失,在加压至 20～30 mmHg(1 mmHg＝0.133 kPa)时平视血压值放气,使汞柱以每秒 4 mmHg 的速度缓慢下降,听到第一搏动音汞柱所指刻度为收缩压,继续放气到搏动音突然减慢或消失,汞柱所指刻度为舒张压,根据患者情况告知结果(图 2-2)	9
		• 取下袖带,放下患者衣袖,驱尽空气,叠平整后放入盒内	4
		• 血压计向右倾斜 40°,水银全部回槽内,关闭水银槽开关,盖血压计盖盒	3
		• 取出体温计,用消毒纱布擦拭,读数,放于有消毒液和纱布的容器内	3
		• 协助患者取舒适体位,整理床单位及用物	3
		• 洗手,记录	2
整体评价 (10分)		• 操作熟练流畅,有职业防护意识和防受伤观念	3
		• 注重执行查对制度,无菌操作原则	4
		• 护患沟通有效,患者合作良好	3
	总分		100

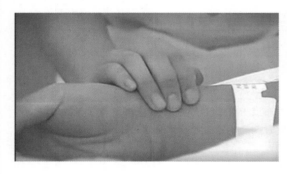

图 2-1　脉搏测量

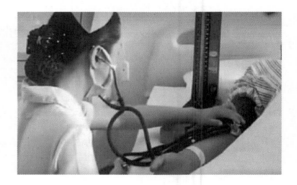

图 2-2　血压测量

【注意事项】

1. 测量体温前后,应清点体温计数量,并检查有无破损,水银柱是否在 35 ℃以下。

2. 婴幼儿及精神异常、昏迷、口腔急性感染、口鼻腔手术、呼吸困难的患者不宜测量口温。消瘦不能夹紧体温计、腋下出汗较多者以及腋下有炎症、创伤或手术的患者不宜测腋温。直肠或肛门手术、腹泻以及心肌梗死患者不宜使用直肠测量法。

3. 测量口温时,如不慎咬破体温计,应立即清除玻璃碎屑,以免损伤黏膜;口服蛋清或牛奶以延缓汞的吸收;在病情允许的情况下,可服用大量粗纤维食物(如芹菜茎等),加速汞的排出。

4. 使用后的体温计浸泡在消毒液中 5 min 后取出,清水冲净,纱布擦干后放入另一消毒液容器中浸泡 30 min,取出后冷开水冲净,纱布擦干。将汞柱甩至 35 ℃以下,放入清洁容器中备用。传染病患者使用专用体温计,并单独进行清洁、消毒,以预防交叉感染。

5. 测量脉搏应在安静状态下进行,如剧烈运动、情绪激动等的患者应安静休息 30 min 再测。测量时勿用拇指诊脉,因拇指小动脉搏动较强,易与患者脉搏相混淆。

6. 测量呼吸应在安静状态下进行,如剧烈运动、情绪激动等的患者应安静休息 30 min

再测。

7. 呼吸受意识控制,测量呼吸时应避免让患者察觉,使呼吸保持自然状态,以保证测量结果的准确性。

8. 测量前应检查血压计和听诊器是否符合要求,袖带宽窄是否合适,汞槽内的汞是否充足,玻璃管有无裂隙,玻璃管上端是否和大气相通,橡胶管和输气球有无老化、漏气,听诊器是否完好等。

9. 测血压前如患者情绪激动或有运动、吸烟、进食等活动,应安静休息 30 min 后再测。肢体偏瘫患者测血压,应选择健侧肢体测量;一侧肢体正在输液或施行过手术,应选择对侧肢体测量。

10. 测血压时,血压计"0"点应与心脏、肱动脉在同一水平位上,测量者视线要与血压计刻度相平。

11. 排除袖带因素干扰。①根据所测部位选择合适的袖带,袖带过宽时测得的血压值偏低;袖带过窄时测得的血压值偏高。②袖带应松紧合适,过紧使血管在袖带未充气前已受压,测得的血压值偏低;过松则使袖带呈球状,导致有效测量面积变小,测得的血压值偏高。打气时不可过猛、过高,以免汞溢出和引起患者不适。放气时不宜过快,以免看不清数值变化、听不清搏动音变化而使测量结果不准确。汞柱如出现气泡应及时调节、检修。当发现血压异常或听不清时,应重测血压。注意应先将袖带内的气体驱尽,使汞柱降至"0"点,稍等片刻再进行测量,一般连续测量 2～3 次,取其最低值。

12. 需要密切观察血压的患者,应做到"四定",即定时间、定部位、定体位、定血压计,以确保所测血压的准确性。

（郝　宁）

任务二　体温单的绘制

临床案例

　　患者,女,36 岁。感冒伴发热 3 天收入院。入院后测体温在 39～40 ℃,脉搏 110 次/分,呼吸 26 次/分,血压 126/80 mmHg。患者意识清楚,面色潮红,口唇干裂,头痛、乏力,食欲不佳。作为责任护士,请你为其测量体温,测量后如何进行体温单的绘制?

【活动分析】
1. 患者高热,根据医嘱进行体温监测。
2. 记录测量时间,书写和绘制体温单内容。

【实训目标】
知识目标:了解体温单记录的内容。
能力目标:掌握书写和绘制体温单的方法。
素质目标:养成良好的职业素养,慎独精神。

【操作目的】
1. 便于查阅患者的各项信息。

2. 及时了解患者的体温变化,为治疗方案提供依据。

3. 根据患者病情变化,给予饮食、药物方面的指导。

【用物准备】

红、蓝、黑笔,尺子。

【操作流程及考核评分标准】

体温单的绘制操作流程及考核评分标准见表 2-2。

表 2-2　体温单的绘制操作流程及考核评分标准

项目	技术操作要求	分值
操作准备 （10 分）	• 护士准备:六步洗手法洗手	2
	• 用物准备:红、蓝、黑笔,尺子	4
	• 患者准备:配合护士记录体温单需要填写的信息	2
	• 环境准备:操作环境应安静、清洁	2
评估 （10 分）	• 体温单绘制需要填写的患者基本信息 • 患者的生命体征、大小便、出入量以及药物过敏情况等	10
操作程序 （70 分）	• 用蓝笔填写患者姓名、性别、科别、病室、床号、诊断、住院号及日期、住院日数等项目	4
	• 填写"日期"栏时,每页第一日应填写年、月、日,其余 6 日只写日,如在 6 日中遇到新的年度或月份开始,则应填写年、月、日或月、日	4
	• "住院日数"从入院第一日开始填写,直至出院	4
	• 用红笔填写"手术(分娩)后日数",以手术(分娩)次日为第一日,连续填写 7 日。若在 7 日内进行第二次手术,则将第一次手术日数作为分母,第二次手术日作为分子填写	4
	• 用红笔纵行在 40～42 ℃之间相应时间格内填写入院、转入、手术(分娩)、出院、死亡、外出等的时间。按 24 小时制在相应的时间栏竖写,如"转入-9：30",转入时间由转入病室填写	3
	• 体温用蓝笔绘制于体温单 35～42 ℃之间,口温符号为蓝笔画"●"、腋温蓝笔画"×",肛温蓝笔画"⊙",相邻的温度用蓝线相连	2
	• 若体温不升,于 35 ℃线处用蓝笔画"●",并与相邻温度相连,在蓝点处向下画箭头"↓",长度不超过 2 小格。重复测量后的体温,应在原体温符号上方用蓝笔写上小写英文字母"v",表示"核实"	4
	• 物理降温半小时后测量的体温以红"○"表示,绘在物理降温前体温的同一纵格内,并用红虚线与降温前的温度相连,下次测得的温度仍与降温前的温度相连	6
	• 对擅自外出或拒绝测体温、脉搏、呼吸者,体温单上不进行绘制,相邻两次体温和脉搏不连线。自外出之日起,每天在相应的栏内填写"外出"	8
	• 脉搏用红笔绘制,符号以红"●"表示,相邻脉搏用红线相连	4
	• 脉搏与体温重叠时,先画体温符号,再用红笔在体温符号外画"○"	2
	• 脉搏短绌时,心率以红"○"表示,相邻心率用红线相连,在脉搏与心率两曲线间用红笔画直线填满	4
	• 呼吸用黑笔绘制,符号以黑"●"表示,相邻的呼吸用黑线相连或用蓝笔在体温单呼吸相应栏目内填患者的呼吸次数,相邻两次上下错开填写	2
	• 患者使用辅助呼吸时,用"R"表示	2

Note

续表

项目	技术操作要求	分值
操作程序 （70分）	• 底栏的内容包括血压、体重、大便次数、出入液量、药物过敏情况等，用蓝笔填写。数据以阿拉伯数字记录，不写计量单位	2
	• 每24 h记录1次大便次数。记前一日的大便次数，如未解大便记0，大便失禁和假肛以"＊"表示，灌肠以"E"表示。例如，1/E表示灌肠后大便1次；0/E表示灌肠后无大便排出；1¹/E表示自行排便1次，灌肠后又排便1次	5
	• 血压以mmHg计算，新入院患者记录血压，住院患者每周至少记录血压一次。一日内连续测量血压者，则上午血压写在前半格内，下午血压写在后半格内；术前血压写在前面，术后血压写在后面	5
	• 用蓝笔填写皮试阳性药物或发生过敏反应药物的名称，并用红笔在括号中标注阳性反应"（＋）"，并于每次添加体温单时转抄下来	3
	• 用蓝笔逐页填写页码	2
整体评价 （10分）	• 整理绘制工具 • 体温单绘制正确、美观、无涂改 • 在30 min内完成	10
总分		100

【注意事项】

1. 体温单各项目填写齐全、正确。

2. 体温单清洁、美观、无涂改。

3. 体温、脉搏、呼吸的绘制应点圆、线直。

（郝　宁）

任务三　心肺复苏术

临床案例

在地铁站，一位中年女士候车时突然摔倒在地，意识丧失、心脏停搏、呼吸停止。此时恰巧护士小李在场，作为专业人员，小李护士应如何抢救此患者？

【活动分析】

1. 患者意识丧失、心脏停搏（大动脉搏动消失）、呼吸停止是进行心肺复苏的最重要的判断指标。

2. 心肺复苏可迅速恢复患者的呼吸与循环功能，事发于地铁站，现场可能无任何专业设备，应立即对患者实施心肺复苏。

【实训目标】

知识目标：掌握徒手心肺复苏术的目的、注意事项及心肺复苏术有效指征。

能力目标：能正确判断患者意识、呼吸、大动脉搏动情况；能按护理程序要求，熟练进行徒手心肺复苏操作；能正确评价心肺复苏是否有效。

素质目标:建立较强的时间观念,动作敏捷,及时、正确、有效地抢救患者。

【操作目的】

对任何原因所致的心脏停搏,立即以徒手方法争分夺秒地进行现场抢救,以迅速建立有效的循环与呼吸,保证心、脑及重要器官获得最低限度的紧急供氧,尽快恢复心跳、呼吸与大脑功能,为进一步复苏创造条件。

【用物准备】

纱布、必要时备木板、脚踏凳;有条件的准备听诊器、血压计、手电筒及心电监护仪。

【操作流程及考核评分标准】

徒手心肺复苏术的操作流程及考核评分标准见表 2-3。

表 2-3　徒手心肺复苏术的操作流程及考核评分标准

项目		技术操作要求	分值
操作准备 (10分)		• 护士准备:衣帽整洁、指甲已修剪	2
		• 用物准备:弯盘、纱布、必要时备木板、脚踏凳;有条件的准备简易呼吸器、听诊器、血压计、手电筒	5
		• 环境准备:现场安全,适合抢救	3
评估 (10分)		• 患者:病情、意识状态、大动脉搏动、呼吸、有无活动义齿、有无颈部损伤	6
		• 环境:安全、宽敞,光线充足,空气流通	4
操作程序 (70分)		• 判断意识:呼叫患者、轻拍患者双肩(轻拍重呼,呼叫双侧),确认患者意识丧失,呼救,计时	4
		• 将患者置于复苏体位(仰卧,身体无扭曲),保护颈椎,解开领口,暴露胸口,松开裤带	4
		• 准确、快速判断患者呼吸和脉搏(判断时间为 5～10 s):①判断颈动脉搏动的方法:食指和中指指尖触及患者气管正中部(相当于喉结的部位)旁开两指,至胸锁乳突肌前缘凹陷处。②判断呼吸的方法:一看患者胸廓有无起伏,二听患者有无呼吸音,三感觉患者口鼻腔有无气流逸出。如无颈动脉搏动、无呼吸或仅是喘息,应立即进行胸外按压	8
	胸外 按压	• 按压部位:胸骨体中下 1/3 处,即双乳头连线与胸骨交界处	4
		• 按压手法:一手掌根部放于按压部位,另一手平行重叠于此手背上,十指交叉离开胸壁,只以掌根部接触按压处;双臂位于患者胸骨正上方,双肘关节伸直,使肩、肘、腕在一条直线上,并与患者身体垂直,利用上身重量垂直下压;手掌根不离开患者胸部(图 2-3)	6
		• 按压幅度:成人胸骨下陷 5～6 cm,婴儿和儿童按压深度至少为胸部前后径尺寸的 1/3(婴儿约为 4 cm,儿童约为 5 cm)	6
		• 频率:100～120 次/分	4
		• 每次按压应让胸廓充分回弹,以保证心脏得到充分的血液回流。按压时间:放松时间＝1∶1	4
		• 尽可能不中断胸外按压,中断时间限制在 10 s 以内	4
	人工 呼吸	• 开放气道:①检查口腔是否有义齿、口腔分泌物或呕吐物,并清除,保证呼吸道通畅;②仰头抬颏法开放气道:一手小鱼际放在患者前额用力使头部后仰,另一手放在患者下颌部向上抬颏,使耳垂与下颌角连线与地面垂直。若患者有(或可疑)颈椎骨折,使用双手抬颌法开放气道:操作者用双手从两侧抓紧患者的双下颌并托起,使头后仰,下颌骨前移	6

续表

项目		技术操作要求	分值
操作程序 （70分）	人工呼吸	• 人工呼吸：①口对口人工呼吸：捏紧患者鼻翼，双唇包住患者口唇，吹气，时间大于1 s，松手，观察胸廓起伏情况。②应用简易呼吸器实施人工呼吸：将呼吸器连接氧气（有氧源的情况下），氧流量8～10 L/min，一手以"EC"法固定面罩，另一手挤压呼吸器，每次送气400～600 mL，频率10～12次/分	6
		• 胸外按压：人工呼吸＝30∶2	2
		• 操作5个循环后再次判断，时间5～10 s。如已恢复，进行进一步生命支持；如未恢复，继续上述操作，直至有条件进行高级生命支持	6
		• 判断有效指征：呼吸恢复；能触摸到大动脉搏动；瞳孔由大变小，光反射存在；面色、口唇由发绀转为红润；有眼球活动或睫毛反射	2
		• 复苏后体位：患者侧卧位或平卧头偏向一侧，保暖	2
		• 整理用物，六步洗手法洗手、记录、签字	2
整体评价 （10分）		• 操作规范、熟练，反应敏捷，呼叫内容清楚流畅 • 关心、体贴患者，注意保暖 • 操作时间不超过7 min	10
总分			100

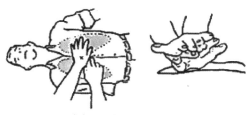

确定按压部位的方法及手掌手指与胸壁接触示意图

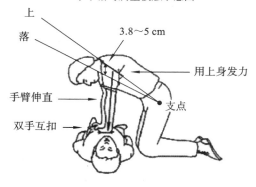

图2-3　胸外心脏按压

【注意事项】

1. 判断心跳、呼吸停止要迅速准确，要争分夺秒尽早进行心肺复苏。

2. 判断循环体征方面，非专业人员不再要求检查颈动脉是否搏动，只判断患者有无自主呼吸、咳嗽、活动三个指标。对于专业人员仍要求检查颈动脉，以确定循环状况。检查时间不得超过10 s。如不能确定循环是否停止，应立即进行胸外心脏按压。

3. 人工呼吸时潮气量不宜过大，推荐为500～650 mL，吹气时间不宜过长，过长会使气体进入胃内引起急性胃扩张、胃胀气。

4. 胸外心脏按压定位要准确,过高可伤及大血管,过低可伤及腹部器官或引起胃内容物反流,偏离胸骨可能引起肋骨骨折,压于剑突处可导致肝破裂。按压力量适中,过猛容易造成肋骨骨折引起气胸、血胸,过轻则不能推动血液循环。

（郝　宁）

实训三　医院感染的预防和控制技术

医院感染即医院获得性感染,是指任何人在医院活动期间,遭受病原体侵袭而引起的任何诊断明确的感染或疾病,包括外源性感染和内源性感染。为减少医院内各种感染,采取切实可行的预防措施,体现为铺无菌盘、穿脱隔离衣、外科手消毒、手术患者皮肤消毒铺巾等操作。

任务一　无菌技术基本操作

铺 无 菌 盘

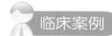
临床案例

患者,女,52岁。由于下腹部胀痛不适3个月来院就诊,诊断为:子宫肌瘤。拟行子宫肌瘤切除术,病区护士遵医嘱为患者行术前导尿术,如何正确准备导尿盘?

【活动分析】
1. 护士为患者实施导尿前,在治疗室铺一无菌盘,将导尿用物放置在无菌盘内。
2. 检查床单位设施是否完好,准备迎接新入院患者。

【实训目标】
知识目标:掌握铺无菌盘的目的及注意事项。
能力目标:能按护理程序要求,规范熟练地铺无菌盘。
素质目标:养成良好的职业素养,并在操作中贯彻执行无菌操作原则。

【操作目的】
将无菌治疗巾铺在洁净、干燥的治疗盘内,形成一无菌区,放置无菌物品,以供治疗和护理用。

【用物准备】
治疗盘2个、无菌持物钳、无菌物品、无菌包、记录卡2张、清洁抹布。

【操作流程及考核评分标准】
铺无菌盘的操作流程及考核评分标准见表3-1。

表 3-1　铺无菌盘的操作流程及考核评分标准

项 目	技术操作要求	分值
操作准备 (10分)	• 护士准备:衣帽整洁,应修剪指甲、洗手、戴口罩、无任何首饰	3
	• 用物准备:治疗车、治疗盘2个、弯盘、无菌持物钳、无菌物品、无菌包、记录卡2张、清洁抹布、快速手消毒液	4
	• 环境准备:操作环境整洁、宽敞、明亮,操作台清洁、干燥、平坦	3

Note

27

续表

项　目	技术操作要求	分值
评估 （10分）	• 操作环境:宽敞明亮,30 min 内无打扫卫生,无人员流动,无尘埃飞扬	10
操作程序 （70分）	• 备清洁干燥的治疗台	2
	• 放治疗盘于治疗台合适处	1
	• 洗手,戴口罩	3
	• 检查无菌包灭菌化学监测指示胶带有无变色,并核对其名称,灭菌日期,有无松散、潮湿、破损等	5
	• 解开无菌包系带,挽活结	3
	• 用手依次打开无菌包外层包布的外、左、右角	3
	• 取无菌钳,用手打开外层包布内角,用无菌钳依次打开内层包布的外、左、右、内角	3
	• 检查灭菌化学监测指示卡有无变色	3
	• 用无菌钳取一块无菌巾置于内层包布左侧缘,以一手一钳将无菌巾轻轻打开,由远至近铺于治疗盘上	5
	• 用无菌钳依次还原内层包布的内、右、左、外角	3
	• 用手还原无菌包外层包布内角	3
	• 备无菌盘内物品	4
	• 用手打开无菌包外层包布内角	3
	• 用无菌钳依次打开内层包布的外、左、右及内角	3
	• 用无菌钳取一块无菌巾依次由近至远盖于无菌物品上,并注意上下无菌巾对齐（错位不超过 2 cm）	5
	• 用无菌钳依次还原内层包布的内、右、左、外角,将无菌持物钳放回容器内,并盖好	3
	• 用手还原外层包布内、右、左、外角,按"一"字形包好无菌包	3
	• 由近、左、远、右依次向上折叠无菌盘中治疗巾多余部分	4
	• 记录备盘时间、内容物、责任人,并记录开无菌包时间、剩余物品、责任人	4
	• 将无菌包放于同类物品的最前面,以便优先使用,有效期为 24 h	3
	• 用物分类处理,洗手,摘口罩,记录（必要时）	4
整体评价 （10分）	• 程序正确,动作规范,操作熟练 • 严格遵守无菌操作原则 • 操作时间不超过 10 min	10
总分		100

【注意事项】

1. 避免无菌巾潮湿。

2. 手及其他有菌物品不可触及无菌巾内面。

3. 无菌盘有效期不超过 4 h。

相关知识链接

铺无菌盘（半铺半盖法）

铺无菌盘还有另一种方法，即半铺半盖法。铺无菌巾时用两手操作，将无菌巾上半层呈扇形折叠打开，开口边向外，无菌面向上。折叠无菌巾时，将开口处向上反折两次，左右两侧向上反折一次。此法方便易行，在临床上使用亦非常广泛。

（王雪菲）

任务二　隔离技术基本操作

穿脱隔离衣

临床案例

患者，男，43 岁。由于发热三天来院就诊，怀疑该患者感染 H7N9 禽流感病毒，护士在为该患者操作时需要采取哪些隔离措施？

【活动分析】

为该患者实施治疗和护理时应穿隔离衣。

【实训目标】

知识目标：掌握穿脱隔离衣的目的、方式、方法及注意事项。

能力目标：能按护理程序要求，规范熟练地穿脱隔离衣。

素质目标：养成良好的职业素养，并在操作中贯彻执行无菌原则和标准预防。

【操作目的】

保护工作人员和患者，防止交叉感染。

【用物准备】

隔离衣 1 件，挂衣架，手消毒液。

【操作流程及考核评分标准】

穿脱隔离衣的操作流程及考核评分标准见表 3-2。

表 3-2　穿脱隔离衣的操作流程及考核评分标准

项目	技术操作要求	分值
操作准备 （10分）	• 护士准备：衣帽整洁、指甲已修剪	3
	• 用物准备：隔离衣 1 件，挂衣架，手消毒液	3
	• 环境准备：操作环境整洁、宽敞、明亮，隔离衣挂在半污染区，清洁面向外	4
评估 （10分）	• 评估患者的病情及与患者接触的方式	5
	• 评估隔离衣是否清洁完好、无破损、无潮湿或污染	5

项目		技术操作要求	分值
操作程序 （70分）		• 取下手表，洗手，戴口罩	3
	穿隔 离衣	• 手持衣领，取下隔离衣，清洁面面向自己，衣领两端外折，露出袖笼	6
		• 右手持衣领，左手伸入袖内上举，换手同法穿右手。两手上举	8
		• 两手持衣领由领子中央顺边缘向后理顺领边，系好系带	6
		• 用手将隔离衣的两边向前拉，直到看到两侧边缘，捏住两侧边缘面对齐，向一侧方向按压折叠	10
		• 系好腰带，进行下一步操作	5
	脱隔 离衣	• 松开腰带活结，系于前方	10
		• 进行双手消毒	5
		• 解开衣领系带，双手逐步退出衣袖	8
		• 手持衣领，两边对齐，挂好	7
		• 洗手，摘口罩	2
整体评价 （10分）		• 穿脱隔离衣时，未污染面及颈部 • 洗手时，隔离衣未被溅湿，也未被水池污染 • 无菌观念和标准预防原则强 • 操作时间不超过 5 min	10
总分			100

【注意事项】

1. 隔离衣长短要合适，须全部遮盖工作服，有破洞不可使用。

2. 已使用过的隔离衣，要弄清其清洁面和污染面，穿脱时不得相互碰撞。

3. 隔离衣只能在隔离区域内使用，不同种类的隔离不能共穿一件隔离衣，穿隔离衣后不得进入清洁区。

4. 隔离衣挂在半污染区，清洁面向外，如挂在污染区，应污染面向外。

5. 隔离衣每天更换，如有潮湿或污染，应立即更换。

相关知识链接

医院内感染和标准预防

医院内感染又称医院获得性感染或医院感染，其定义是发生在医院内的一切感染。

医院内感染为患者在住院期间发生的感染，住院前获得的感染、住院时正值潜伏期或于住院后发病者不能作为医院内感染；反之，住院期内获得的感染，出院后才发病者，应为医院内感染。

新生儿通过产道时发生的感染，如 B 族链球菌感染，为医院内感染。

住院时已有的感染，根据流行病学资料说明此感染与以前的住院有关，此种情况应为医院内感染。

　　潜伏期不明的感染和发生于住院后 48～72 h 内的感染,应视为医院内感染,除非流行病学和临床资料能说明此感染系在院外获得。

　　标准预防:将所有患者视为具有潜在感染性的患者,即认为患者的血液、体液、分泌物、排泄物均具有传染性,不论是否有明显的血液或是否接触非完整的皮肤与黏膜,必须采取防护措施,特点是既要防止血源性疾病的传播,又要防止非血源性疾病的传播;强调双向防护,既要预防疾病由患者传向医务人员,又要防止疾病由医务人员传给患者。

　　标准预防还包括根据预期,对可能的暴露选择合适的个人防护用品、呼吸卫生(咳嗽)礼仪、患者安置、仪器(设备)和环境清洁消毒、织物清洁消毒、安全注射、职业防护等多项预防感染措施。

（王雪菲）

任务三　手术中应用护理技术

技能一　外科手消毒揉搓法

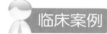

临床案例

　　患者,女,42 岁。由于右上腹疼痛 10 天来院就诊,诊断为"胆囊结石",现需立即手术治疗,术前器械护士如何进行外科手消毒?

【活动分析】
手术即将开始,护士需外科手消毒合格后才能入手术间。

【实训目标】
知识目标:掌握外科手消毒揉搓的目的及注意事项。
能力目标:能按外科洗手规范,熟练地进行外科手消毒。
素质目标:养成良好的职业素养,并在操作中贯彻执行安全、节力、高效原则。

【操作目的】
1. 清除指甲、手、前臂的污垢和暂居菌,以达到减少常居菌,杀灭暂居菌,并抑制微生物快速生长的目的。
2. 为进行外科手术或者其他按外科手术洗手要求的操作做准备。

【用物准备】
指甲剪、洗手刷、洗手液、手消毒液、一次性消毒纸巾。

【操作流程及考核评分标准】
外科手消毒揉搓法的操作流程及考核评分标准见表 3-3。

表 3-3　外科手消毒揉搓法的操作流程及考核评分标准

项目	技术操作要求	分值
操作准备 （10分）	• 护士准备：穿洗手衣裤，上衣下摆塞进裤腰，袖管卷至肘上 10 cm 以上；正确佩戴帽子、口罩，帽子遮住全部头发，口罩遮住口鼻；修剪指甲，前端平甲缘，剔除指缝污垢，视情况刷手	4
	• 用物准备：指甲剪、洗手刷、洗手液、手消毒液、一次性消毒纸巾	3
	• 环境准备：操作环境整洁、宽敞、明亮，洗手池设施齐全，符合操作要求	3
评估 （10分）	• 操作环境：是否符合要求，感应水龙头，自动出液器	10
操作程序 （70分）	• 进行卫生洗手，取 3~5 mL 洗手液均匀涂抹双手	3
	• （内）掌心相对揉搓，至少来回 15 次	2
	• （外）掌心对手背，手指交叉揉搓，至少来回 15 次，交换进行	2
	• （夹）手指交叉，掌心相对揉搓，至少来回 15 次	2
	• （弓）弯曲手指关节，在掌心揉搓，洗净手背指关节和手背指缝处，至少来回 15 次，交换进行	3
	• （大）拇指在掌中揉搓，至少来回 15 次，交换进行	2
	• （立）指尖在掌心搓揉，至少来回 15 次，交换进行	2
	• （腕）搓揉手腕，至少来回 15 次，交换进行	2
	• 搓揉整个前臂，两侧在同一平面交替下降不得回搓	2
	• 搓揉上臂下 1/3，两侧在同一平面交替下降不得回搓	4
	• 流动水彻底冲洗，指尖朝上，肘部放低，严禁肘部水倒流	2
	• 卫生洗手的时间不少于 2 min	4
	• 干手，先用无菌纸巾擦干双手	2
	• 将纸巾的清洁面搭在一侧手腕上，另一手持住纸巾的上面，沿手臂向肘部移动，擦干水迹，不可回擦	2
	• 换新的纸巾，同法擦干另一手臂	2
	• 第一次取手消毒液，取免洗外科手消毒液 3~5 mL 在右掌心	2
	• 将左手的指尖（整个指甲部）浸于手消毒液中在掌心内揉搓 5 s	2
	• 用剩余的手消毒液均匀涂抹整个左手逐步向上直至上臂下 1/3，不可回擦，至手消毒液完全蒸发干；一次手消毒时间不少于 60 s	2
	• 第二次取手消毒液，取免洗外科手消毒液 3~5 mL 在左掌心	2
	• 将右手的指尖（整个指甲部）浸于手消毒液中在掌心内揉搓 5 s	2
	• 用剩余的手消毒液均匀涂抹整个右手逐步向上直至上臂下 1/3，不可回擦，至手消毒液完全蒸发干；一次手消毒时间不少于 60 s	2
	• 第三次取手消毒液，取免洗外科手消毒液 3~5 mL 在掌心，涂抹至双手的每个部位	2
	• （内）掌心相对揉搓，至少来回 15 次	2
	• （外）掌心对手背，手指交叉揉搓，至少来回 15 次，交换进行	2
	• （夹）手指交叉，掌心相对揉搓，至少来回 15 次	2
	• （弓）弯曲手指关节，在掌心揉搓，至少来回 15 次，交换进行	2

续表

项目	技术操作要求	分值
操作程序 （70分）	• （大）拇指在掌中揉搓，至少来回 15 次，交换进行	2
	• （立）指尖在掌心搓揉，至少来回 15 次，交换进行	2
	• （腕）搓揉手腕，至少来回 15 次，交换进行	2
	• 认真搓揉直至手消毒液干燥；一次手消毒时间不少于 60 s	2
	• 外科手消毒作用时间 3 min（参照产品说明书）	2
	• 消毒后双手置于胸前、手臂不得下垂、肘部稍外展，远离自己身体，立即进入手术间	2
整体评价 （10分）	• 程序正确，动作规范，操作熟练 • 违反无菌原则扣 5 分 • 3 min 内完成，操作时间每超过或未到规定时限的 20% 扣 1 分 • 操作程序颠倒或遗漏 1 处扣 2 分	10
总分		100

【注意事项】

1. 认真清洗指甲、指尖、指缝和指关节等易污染的部位。
2. 手指不得涂抹指甲油。
3. 使用无菌小毛巾或一次性无菌纸巾按要求擦干双手，毛巾应当一用一消毒。
4. 冲洗双手时避免溅湿衣裤若溅湿立即更换。
5. 冲洗时水由指尖流向肘部，避免倒流。
6. 洗手时看时间。
7. 消毒后的双手，不得触及非无菌物品。

相关知识链接

洗手和卫生手应遵循的原则

1. 当手部有血液或体液等肉眼可见的污染时，应用肥皂（皂液）和流动水洗手。
2. 手部没有肉眼可见污染时，宜使用快速手消毒液消毒双手代替洗手。

技能二　六步洗手法

临床案例

　　患者，女，42 岁。由于子宫出血来院就诊，诊断为"子宫多发肌瘤"，现需手术治疗，护士需要立即为患者做术前准备——导尿，操作前护士应如何洗手？

【活动分析】

操作即将开始，护士需六步洗手法清洗双手后方能进行操作。

【实训目标】

知识目标：掌握六步洗手的目的及注意事项。

能力目标：能按六步洗手法要求，熟练地进行洗手。

素质目标：养成良好的职业素养，并在操作中贯彻执行安全、节力、高效原则。

Note

【操作目的】

清除手部皮肤污垢,碎屑和部分致病菌。

【用物准备】

指甲剪、洗手液、一次性消毒纸巾。

【操作流程及考核评分标准】

六步洗手法的操作流程及考核评分标准见表3-4。

表 3-4　六步洗手法的操作流程及考核评分标准

项目	技术操作要求	分值
操作准备 (10分)	• 护士准备:着装整洁,卷袖过肘,戴口罩;修剪指甲,前端平甲缘,剔除指缝污垢	4
	• 用物准备:指甲剪、肥皂液或清洁剂、流动自来水及水池设备,一次性消毒纸巾	3
	• 环境准备:操作环境整洁、宽敞、明亮,洗手池设施齐全,符合操作要求	3
评估 (10分)	• 操作环境:是否符合要求,感应水龙头,自动出液器	10
操作程序 (70分)	• 备齐用物,洗手前取下手表及饰物	5
	• 双手揉搓(按六步洗手法步骤),打开水龙头,湿润双手、取洗手液;均匀涂抹至整个手掌、手背、手指和指缝	60
	• 使用正确的揉搓步骤 • 取适量洗手液于手掌表面,掌心相对,手指并拢,相互揉搓(图 3-1(a)) • 手指交叉,掌心对手背揉搓(图 3-1(b)) • 手指交叉,掌心相对揉搓(图 3-1(c)) • 弯曲手指指关节在掌心旋转揉搓(图 3-1(d)) • 拇指在掌中揉搓(图 3-1(e)) • 指尖在掌心揉搓(图 3-1(f))	
	• 双手下垂,流动水冲洗干净;取一次性纸巾擦干双手	5
整体评价 (10分)	• 程序正确,动作规范,操作熟练 • 违反无菌原则扣 5 分 • 揉搓时间不少于 15 s,每个步骤揉搓 5~6 次。操作时间每超过或未到规定时限的 20%扣 1 分 • 操作程序颠倒或遗漏 1 处扣 2 分	10
总分		100

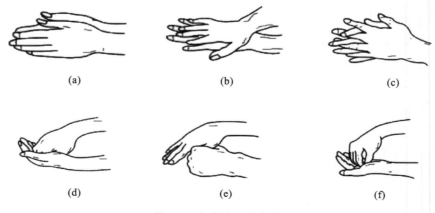

(a)　　　　　　　　(b)　　　　　　　　(c)

(d)　　　　　　　　(e)　　　　　　　　(f)

图 3-1　六步洗手法步骤

【注意事项】

1. 手部不能佩戴戒指等饰物。
2. 冲洗时指尖应向下,注意洗净指尖、指缝、拇指、指关节等处。
3. 注意调节水的温度和水的流量,避免污染环境及溅湿工作服。
4. 手未受到患者血液、体液等物质明显污染时,可使用快速手消毒液消毒双手代替洗手。
5. 揉搓应按手指皮肤的纵横纹路进行。

相关知识链接

洗 手 指 征

1. 直接接触患者后。
2. 无菌操作前后。
3. 处理清洁或无菌物品前。
4. 穿脱隔离衣前后,脱手套后。
5. 接触不同患者之间或者从患者身体的污染部位移动到清洁部位时。
6. 处理污染物品后。
7. 接触患者的血液、体液、分泌物、排泄物、皮肤黏膜或伤口敷料后。

（王雪菲）

技能三 穿遮背式无菌手术衣

临床案例

　　患者,女,42 岁。由于右上腹疼痛 10 天来院就诊,诊断为"胆囊结石",现需立即手术治疗,器械护士进行外科手消毒后,巡回护士如何穿无菌手术衣?

【活动分析】
手术即将开始,巡回护士协助穿遮背式无菌手术衣。

【实训目标】
知识目标:掌握穿遮背式无菌手术衣的目的及注意事项。
能力目标:能按穿遮背式无菌手术衣要求,熟练穿遮背式无菌手术衣。
素质目标:养成良好的职业素养,并在操作中贯彻执行安全、节力、高效原则。

【操作目的】
手术人员穿遮背式无菌手术衣,形成无菌区实施手术,避免手术部位感染。

【用物准备】
无菌手术衣、无菌持物钳。

【操作流程及考核评分标准】
穿遮背式无菌手术衣的操作流程及考核评分标准见表 3-5。

表 3-5　穿遮背式无菌手术衣的操作流程及考核评分标准

项目	技术操作要求	分值
操作准备 （10分）	• 护士准备:着装整洁、规范;正确佩戴帽子、口罩,帽子遮住全部头发,口罩遮住口鼻; 　规范完成外科手消毒	4

续表

项目	技术操作要求	分值
操作准备 (10分)	• 用物准备:无菌手术衣、无菌持物钳	3
	• 环境准备:操作环境整洁、宽敞、明亮,操作台放置距墙30 cm以上,避开回风口和前后门,操作台面清洁、干燥,符合无菌操作要求	3
评估 (10分)	• 操作环境:是否符合要求 • 备清洁干燥的治疗台	10
操作程序 (70分)	• 检查无菌手术衣包是否过期、有无破损、是否潮湿、指示胶带是否变色等	10
	• 打开无菌手术衣外层包布,检查包内化学监测指示卡的变色情况	10
	• 待手上的手消毒液形成一层保护膜(手干)后,方可穿手术衣	5
	• 取无菌手术衣,一手提起手术衣领并抖开	5
	• 将手术衣整体向上10 cm高度抛开,两手快速伸进袖内	10
	• 巡回护士协助穿衣,两手向前平行伸直,手不可出袖口,无接触式戴手套,将袖口边缘压紧包住	10
	• 解带、旋转,衣服覆盖严密,于腰前打结	10
	• 未手术时,双手放置胸前或插入胸前口袋中	10
整体评价 (10分)	• 程序正确,动作规范,操作熟练 • 严重违反无菌操作原则扣5分 • 操作时间不超过5 min	10
总分		100

【注意事项】

1. 手术衣必须清洁干燥。
2. 避免手术衣的潮湿,污染。
3. 手术衣不可接触有菌区域或有菌物品。

相关知识链接

手术衣的性能

阻隔性能主要指手术衣的防护性能,其评价方法主要有静水压、沾水试验、冲击渗透、喷淋、血液渗透以及微生物穿透和颗粒过滤效率等。

舒适性能包括透气性、水蒸气穿透性、悬垂性、质量、表面厚度、静电性能、颜色、反光性、气味和皮肤致敏性以及成衣加工中设计和缝制的影响。主要的评价指标有透气率、透湿量、电荷密度等。

吸附性能是指手术衣的关键区域,其材质能够吸附手术中产生的喷溅液体以及空气中弥漫的雾气和电刀等设备使用过程中产生的胶粒微尘(手术烟雾),减少有害物质在空气中的扩散,进而降低患者切口部位感染和医务人员的感染风险。

(王雪菲)

技能四　皮肤消毒铺巾

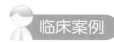 **临床案例**

　　患者,女,42 岁。由于右上腹疼痛 10 天来院就诊,诊断为"胆囊结石",现需立即手术治疗,手术即将开始,如何对患者皮肤进行消毒并铺巾?

【活动分析】
手术即将开始,对患者进行皮肤消毒铺巾方可进行手术。

【实训目标】
知识目标:掌握皮肤消毒铺巾的目的及注意事项。
能力目标:能按皮肤消毒铺巾要求,熟练地进行皮肤消毒铺巾。
素质目标:养成良好的职业素养,并在操作中贯彻执行安全、节力、高效原则。

【操作目的】
1. 为医务人员正确进行患者手术区消毒提供指导建议。
2. 清除手术切口处及其周围皮肤上的暂居菌,并抑制常居菌的移动,最大限度减少手术部位相关感染。

【用物准备】
无菌手套、无菌巾、巾钳、2%～3%碘酊纱布、75%酒精纱布。

【操作流程及考核评分标准】
皮肤消毒铺巾的操作流程及考核评分标准见表 3-6。

表 3-6　皮肤消毒铺巾的操作流程及考核评分标准

项目	技术操作要求	分值
操作准备 (10分)	• 护士准备:着装整洁、规范;正确佩戴帽子、口罩,帽子遮住全部头发,口罩遮住口鼻;规范完成外科手消毒	2
	• 用物准备:无菌手套、无菌巾、巾钳、2%～3%碘酊纱布、75%酒精纱布	3
	• 患者准备:选择适当体位,皮肤无破损、感染,显露切口所需皮肤区,其余部位用无菌巾遮盖	3
	• 环境准备:操作环境整洁、宽敞、明亮,按手术要求进行无菌、急诊或感染手术间的准备,符合操作要求	2
评估 (10分)	• 操作环境:30 min 内无清洁打扫,符合操作要求 • 消毒区域:不同手术的消毒范围及皮肤完整性 • 备皮:手术部位是否已备皮	10
操作程序 (70分)	• 检查无菌包:名称,效期,指示胶带,无菌包的规格,包布是否整洁,有无潮湿、破损,包装是否完好	10
	• 检查消毒液有效期,是否符合使用要求,倒入消毒液	5
	• 打开无菌敷料包,检查化学监测指示卡是否变色,包内是否干燥,是否符合操作要求	5
	• 第 1 遍及第 2 遍消毒是否由手术区中心开始,从上到下,从左到右,向周围皮肤无遗漏地均匀涂布碘伏	5
	• 同法消毒第 2 遍	5
	• 同法消毒第 3 遍,但消毒范围小于前两遍,完成消毒过程	5

Note

续表

项目	技术操作要求	分值
操作程序 (70分)	• 如为污染或感染伤口以及肛门等处皮肤的消毒,涂布消毒液的方向为由手术区周围向中心	5
	• 皮肤消毒完毕,铺无菌单,器械护士将第1块消毒巾折边向着助手,助手接第1块消毒巾,盖住切口的下方	5
	• 第2块消毒巾盖住切口的对侧	5
	• 第3块消毒巾盖住切口的上方	5
	• 第4块消毒巾盖住切口的铺巾者的贴身侧	5
	• 铺中单两块,先铺下方,后铺上方	5
	• 铺大单:带有开口的,开口正对切口部位,先向上展开,盖住麻醉架,再向下展开,盖住手术托盘及床尾	5
整体评价 (10分)	• 程序正确,动作规范,操作熟练 • 严重违反无菌操作原则扣5分 • 消毒皮肤范围及顺序错误扣2分 • 铺巾顺序错误扣2分	10
总分		100

【注意事项】

（一）消毒剂

1. 根据手术部位、患者年龄、医生需求,参照使用说明书选择、使用。

2. 专人负责、定基数、专柜存放(手术量大的单位可采用专用库房存放,易燃消毒剂属于危化品类,遵循国家危化品管理规范)。

3. 常用皮肤消毒:用2%～3%碘酊纱布涂擦手术区,待其干燥后以75%医用酒精纱布涂擦2～3遍,或使用0.5%～1%碘伏直接涂擦手术区3次。

（二）消毒前

1. 检查消毒区皮肤是否清洁,有破口或疖肿者应立即告知手术医生。

2. 检查消毒剂的名称、有效期、浓度、质量、开启时间。

3. 防止损伤皮肤:消毒剂使用量适度,不滴为宜;应注意相关部位的垫巾保护。

（三）消毒时机

应在麻醉完成(除局部麻醉)体位安置妥当后进行。

（四）确认消毒质量

范围符合手术部位要求,涂擦均匀无遗漏,皮肤皱褶,脐、腋下处的消毒规范,消毒液未渗漏床面。

（五）特殊患者注意事项

1. 结肠造瘘口患者:皮肤消毒前应先将造瘘部位用无菌纱布覆盖,使之与手术切口及周围区域相隔离,再进行常规皮肤消毒,最后再消毒造瘘口处。

2. 烧伤、腐蚀或皮肤受创伤患者:应先用生理盐水进行皮肤冲洗准备。

相关知识链接

消毒方式及各种手术消毒部位

环形或螺旋形消毒：用于小手术术野的消毒。

平行形或叠瓦形消毒：用于大手术术野的消毒。

离心形消毒：清洁切口皮肤消毒应从手术术野中心部开始向周围涂擦。

向心形消毒：污染手术、感染伤口或肛门、会阴部消毒，应从手术区外周清洁部向感染伤口或肛门、会阴部涂擦。以原切口为中心，自上而下，自外而内进行消毒。

各种手术皮肤消毒部位示意图见图 3-2。

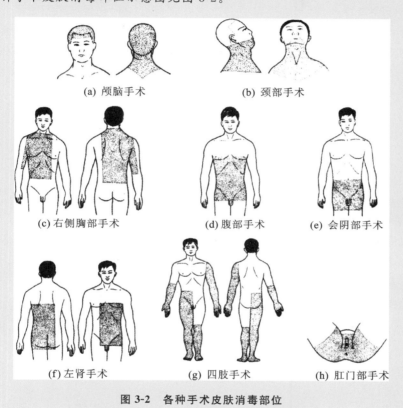

(a) 颅脑手术　　　　　　　(b) 颈部手术

(c) 右侧胸部手术　　　(d) 腹部手术　　　(e) 会阴部手术

(f) 左肾手术　　　(g) 四肢手术　　　(h) 肛门部手术

图 3-2　各种手术皮肤消毒部位

（王雪菲）

实训四　诊疗护理技术

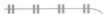

　　诊疗护理技术是临床上常用的护理技术之一,需严格遵守无菌操作原则实施,具有给药快、吸收快、疗效快等特点,但实施过程中会造成一定程度的损伤及并发症。只有合理、安全、有效地执行诊疗技术,才能最大限度地发挥药物的作用,减轻药物的不良反应,确保安全用药。本章重点介绍皮内注射、皮下注射、肌内注射、静脉注射、静脉输液(留置针、PICC)等诊疗护理技术。

任务一　皮　内　注　射

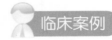临床案例

　　患者,男,28岁,急性化脓性中耳炎,血培养结果为金黄色葡萄球菌感染。医嘱:①青霉素皮试,st;②生理盐水 500 mL＋青霉素 800 万 U,iv gtt,qd。护士在为患者用药前需要做哪些准备工作? 如何保证用药安全有效?

【活动分析】

　　1. 针对金黄色葡萄球菌感染,青霉素治疗效果好,但有可能引起过敏反应,使用前需做药物过敏试验。

　　2. 询问患者用药史、过敏史、家族史,在确认无青霉素过敏史后按规定进行青霉素过敏试验,结果阴性方可使用。

　　3. 为避免药物效价下降和降解产物增多引起过敏反应,青霉素皮试液应现用现配,尽快使用。

　　4. 抗金黄色葡萄球菌感染需足量足疗程使用青霉素治疗。

【实训目标】

　　知识目标:掌握皮内注射目的及注意事项。

　　能力目标:能按护理程序要求,熟练、规范地为患者实施皮内注射。

　　素质目标:以患者为中心,关心爱护患者,能与患者有效沟通,操作严谨,一丝不苟。

【操作目的】

　　1. 用于各种药物过敏试验,常选用前臂掌侧下段。该处皮肤较薄,易于注射且此处皮色较淡,易于辨认局部反应。

　　2. 用于预防接种,如卡介苗接种常选左上臂三角肌下缘。

　　3. 局部麻醉的起始步骤。

【用物准备】

1 mL 注射器 1 支、针头(4~5 号)1 枚、注射卡或医嘱本、遵医嘱备药液、治疗车、治疗盘、

Note

40

75％酒精、无菌棉签、弯盘、无菌治疗巾、生活垃圾桶、医疗废物桶、清洁小抹布、利器盒、快速手消毒液。

【操作流程及考核评分标准】

皮内注射法的操作流程及考核评分标准见表 4-1。

表 4-1　皮内注射法的操作流程及考核评分标准

项目		技术操作要求	分值
操作准备（10 分）		• 护士准备：护士着装整洁，洗手，戴口罩，熟知该操作相关内容	2
		• 用物准备：见本任务【用物准备】	2
		• 患者准备：了解皮下注射目的、方法、注意事项、药物的作用及配合要点，完全接受皮下注射操作，消除疑虑，同意配合	2
		• 环境准备：整洁、安静，光线良好，符合无菌操作要求	2
		• 如为药物过敏试验，另备 0.1％肾上腺素 1 支、2 mL 注射器 1 支	2
评估（10 分）		• 如为药物过敏试验应询问"三史（用药史、家族史、过敏史）" • 病情、治疗情况、意识状态、肢体活动能力、对用药计划的了解及合作程度 • 注射部位的皮肤及皮下组织状况 • 患者的心理状况，认知及合作程度	10
操作程序（70 分）	抽吸药液	• 铺无菌治疗盘	2
		• 双人核对医嘱及注射卡，药名，浓度，剂量，给药途径	2
		• 检查药物质量（药名、浓度、有效日期、瓶口有无松动及药液是否有变质、浑浊、沉淀）	2
		• 检查一次性注射器的有效期、有无漏气，如针头脱落可给予衔接。从开口处撕开，取出注射器，将针头斜面与注射器刻度调到同一水平面旋紧，查有无漏气、针头是否堵塞等	4
		• 除去铝盖中心部，用 75％酒精消毒瓶盖	2
		• 将注射器针头插入瓶塞内，准确抽取 1 mL 药液，排气，套上针套放无菌治疗盘内备用	2
	核对解释	• 备齐用物携至床旁，问候患者，再次解释操作目的及注意事项 • 认真核对患者的床号、姓名、药名、剂量、给药途径 • 再次确认无过敏史	6
	选择部位	• 协助患者取舒适体位，选择并暴露注射部位（前臂掌侧下段）	2
	消毒皮肤	• 用 75％乙醇消毒注射部位，消毒范围 5 cm×5 cm，待干	2
	核对排气	• 自无菌巾内取出注射器，再次核对药物，取下护针套，排尽空气	2
	进针穿刺	• 左手绷紧注射部位皮肤，右手以平执式持注射器，使针尖斜面向上，与皮肤成 5°刺入。待针尖斜面进入皮内后，放平注射器	10
	固定推药	• 左手拇指固定针栓，右手拇指持活塞柄 • 右手推动活塞，观察刻度，推注药液 0.1 mL，使局部形成圆形隆起的皮丘，皮肤变白，毛孔变大（图 4-1）	10
	拔针	• 注射毕，松开左手，右手食指持针栓，拇指及其他指持注射器，迅速拔针，勿按压针眼	4

Note

续表

项目		技术操作要求	分值
操作程序 (70分)	核对记录	• 再次核对患者姓名、床号、药名、剂量、给药途径 • 如为药物过敏试验,记录注射时间,20 min后双人核查结果:阳性用红笔标记"＋",阴性用蓝笔或黑笔标记"－"	4
	整理嘱咐	• 协助患者取舒适体位休息,交代相关注意事项 • 皮试观察期间不可随意离开,如有心慌、胸闷等不适立即告知 • 注射卡介苗2～3周后局部可出现红肿硬结,若随后化脓形成小溃疡,可用1%龙胆紫涂抹,以防感染。注意不要把脓挤掉,也不要用布包扎,让结痂自行脱落	8
	操作后处理	• 用物分类处理:针头放入利器盒内,注射器放入医疗废物桶内 • 洗手,摘口罩 • 准确记录结果	8
整体评价 (10分)		• 程序正确,动作规范,操作熟练 • 达到注射目的,患者安全,无不良反应 • 严格执行无菌操作原则,违反无菌原则扣5分 • 查对严格,剂量准确,患者痛感较小,对操作满意 • 正确指导患者、关心体贴患者,沟通有效,适时开展健康教育	10
总分			100

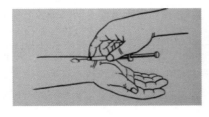

(a) 注药　　　　　　　　　　(b) 皮肤隆起

图 4-1　前臂掌侧下段皮内注射

【注意事项】

1. 严格执行查对制度和无菌操作原则。

2. 消毒皮肤忌用碘类消毒剂,注射部位不可按揉或搔抓,以防影响结果观察。

3. 切不可刺入过深,以免注入皮下,针尖斜面必须全部进入皮内,以免药液漏出。

4. 若患者对需注射的药物存在过敏史,禁做试验,并通知医生。

5. 严格掌握皮试液的浓度,注射剂量,避免皮试结果判断有误。

6. 患者不宜空腹时进行皮试,个别患者于空腹时注射用药,会发生眩晕、恶心等反应,易与低血糖反应相混淆。

相关知识链接

青霉素皮试液的配制及结果判断

1. 护士洗手、戴口罩。

2. 配制试验药液:以0.9%氯化钠注射液每毫升含200～500 U青霉素G为标准,具体配制方法如下(以1瓶青霉素为40万U为例)。

Note

（1）于含有 40 万 U 青霉素的密封瓶内注入生理盐水 2 mL,稀释后每 1 mL 含青霉素 20 万 U(如青霉素 1 瓶为 80 万 U,注入 4 mL 生理盐水)。

（2）用 1 mL 注射器吸取上液 0.1 mL,加生理盐水至 1 mL,则 1 mL 内含青霉素 2 万 U。

（3）弃去 0.9 mL,余 0.1 mL,加生理盐水至 1 mL,则 1 mL 内含青霉素 2000 U。

（4）再弃去 0.9 mL,余 0.1 mL(或弃去 0.75 mL,余 0.25 mL),加生理盐水至 1 mL,摇匀,则 1 mL 内含青霉素 200 U(或 500 U),即配成皮试溶液。

3. 试验方法:按皮内注射法要求,在患者前臂掌侧下段 1/3 处皮内注入青霉素试验液 0.1 mL(含青霉素 G 20 U 或 50 U),20 min 后观察结果并记录。

4. 结果判断:

（1）阴性:皮丘无改变,周围不红肿,无自觉症状。

（2）阳性:局部皮丘隆起,并出现红晕硬块,直径大于 1 cm 或红晕周围有伪足、痒感,严重时可发生胸闷、气短、发麻等过敏症状,甚至出现过敏性休克。

如对结果有怀疑,可在另一侧前臂皮内注入 0.1 mL 生理盐水做对照试验。

5. 记录试验结果:皮试结果阳性者不可使用青霉素,报告医师并在病历、医嘱单、体温单、床头卡和注射卡上醒目注明,并告知患者及其家属引起注意,避免使用此类药物。

（赵思宇）

任务二 皮下注射

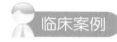 临床案例

患者,女,65 岁,乳腺癌术后 10 年,右下肢肿胀 1 周。双下肢动静脉彩超提示右下肢腘静脉、股静脉有多发血栓形成。入院后考虑患者既往肿瘤病史,患者血液处于高凝状态,结合临床症状、查体及彩超结果,诊断:右下肢静脉血栓形成。医嘱:①低分子肝素 4000 U,H,bid;②右下肢制动。皮下注射低分子肝素常选择在哪些部位注射? 患者比较消瘦注射时需注意什么?

【活动分析】

1. 低分子肝素是临床上常用的溶栓抗凝剂,因其抗血栓作用持久、安全性高、不需实验室检测凝血功能而广泛应用。

2. 皮下注射低分子肝素常选择两侧腹壁或脐周,此处皮肤较松弛,易捏起形成褶皱,药物注入皮下脂肪中不易误入肌层。

3. 患者比较消瘦,应注意减小进针角度和深度。

【实训目标】

知识目标:掌握皮下注射的目的及注意事项。

能力目标:能按护理程序要求,熟练、规范地为患者实施皮下注射。

素质目标:以患者为中心,关心爱护患者,能与患者有效沟通,操作严谨,一丝不苟。

【操作目的】

1. 需要在一定时间内发生药效,而药物不能或不宜经口服给药时,如胰岛素、肾上腺素,常选用上臂三角肌下缘、两侧腹壁、后背、大腿前侧和外侧。

2. 局部麻醉用药。

3. 预防接种,如各种菌苗、疫苗的接种,常选择上臂三角肌下缘。

【用物准备】

1~2 mL 注射器 1 支、针头(5~6 号)1 枚、注射卡或医嘱本、遵医嘱备药液、治疗车、治疗盘、碘伏、无菌棉签、弯盘、砂轮、启瓶器、无菌治疗巾、生活垃圾桶、医疗废物桶、清洁小抹布、利器盒、快速手消毒液。

【操作流程及考核评分标准】

皮下注射法的操作流程及考核评分标准见表 4-2。

表 4-2　皮下注射法的操作流程及考核评分标准

项目		技术操作要求	分值
操作准备 (10 分)		• 护士准备:衣帽整洁,六步洗手,戴无菌口罩	2
		• 用物准备:见本任务【用物准备】	2
		• 患者准备:了解皮下注射目的、方法、注意事项、药物的作用及配合要点,完全接受皮下注射操作,消除疑虑,同意配合。若注射胰岛素应告知患者及家属需在用餐前 30 min 注射	4
		• 环境准备:整洁、安静,光线适宜或有足够的照明,符合无菌操作要求	2
评估 (10 分)		• 年龄、生命体征、意识状态、进餐情况、心理反应 • 对用药的认知和合作程度 • 用药史及现用药情况 • 局部皮肤无感染、硬结、瘢痕、出血点	10
操作程序 (70 分)	抽吸药液	• 铺无菌治疗盘	2
		• 双人核对医嘱及注射卡、药名、浓度、剂量、给药途径	2
		• 检查药物质量(药名、浓度、有效日期、瓶口有无松动及药液是否有变质、浑浊、沉淀)	2
		• 检查一次性注射器的有效期、有无漏气,如针头脱落可给予衔接。从开口处撕开,取出注射器,将针头斜面与注射器刻度调到同一水平面旋紧,查有无漏气、针头是否堵塞等	2
		• 消毒瓶盖(或消毒、割锯、掰开安瓿)	2
		• 准确抽取药液,排尽空气,套上针套放无菌治疗盘内备用	4
	核对解释	• 备齐用物携至床旁,问候患者,认真核对患者的床号、姓名、药名、剂量、给药途径 • 再次解释操作目的及注意事项	6
	选择部位	• 协助患者取舒适体位,选择并暴露注射部位(常选上臂三角肌下缘)	2
	消毒皮肤	• 用碘伏棉签消毒注射部位,消毒范围 5 cm×5 cm,待干	2
	核对排气	• 自无菌巾内取出注射器,再次核对药物、患者,排尽空气	2
	进针穿刺	• 左手绷紧皮肤,右手持针,针头与皮肤成 30°~40°角,刺入针梗 1/2~2/3(图 4-2)	10

续表

项目		技术操作要求	分值
操作程序 (70分)	固定推药	• 右手固定针栓,左手回抽,无回血,左手均匀缓慢推注药液	10
	拔针	• 注射毕,快速拔针,并用棉签按压穿刺点上方,告知患者按压注射部位2~3 min至不出血止,观察局部及全身反应	6
	再次核对	• 再次核对患者姓名、床号、药名、剂量、给药途径	4
	整理用物	• 协助患者取舒适体位休息 • 整理床单位,向患者交代注意事项	6
	操作后 处理	• 用物分类处理:针头放入利器盒内,注射器放入医疗废物桶内 • 洗手,摘口罩 • 记录	8
整体评价 (10分)		• 程序正确,动作规范,操作熟练 • 达到注射目的,患者安全,无不良反应 • 无菌观念强,违反无菌操作原则扣5分 • 查对严格,剂量准确,患者痛感较小,对操作满意 • 态度严谨、和蔼,与患者沟通良好,适时开展健康教育	10
总分			100

【注意事项】

1. 注射时应避开瘢痕、压痛、结节等部位,以免药物吸收不良。

2. 需长期反复皮下注射者,要有计划地经常更换部位,轮流注射。

3. 刺激性强的药物不宜选用皮下注射。

4. 注射少于1 mL的药物时,需用1 mL注射器,以保证注入药物的剂量准确。

5. 针头刺入角度不宜超过45°角,以免刺入肌层。对过于消瘦的患者,注射时可捏起局部组织,并适当减小进针角度。在三角肌下缘注射时,进针方向稍向外侧,以免药液注入肌层。

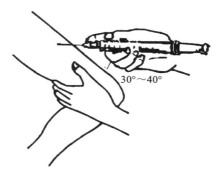

图 4-2 进针角度

相关知识链接

胰岛素注射笔

糖尿病患者需要终生治疗,很多患者在家中使用胰岛素注射笔自行注射。胰岛素注射笔是一种笔形的胰岛素注射器,如诺和笔(图4-3)。胰岛素笔可随身携带,其剂量可精确至1 U,是传统注射器精确度的12倍。只需安装笔芯和针头、排气、选择剂量、注射4步。目前广泛使用的是4 mm、5 mm超短超细型针头,注射时几乎没有疼痛感。使用胰岛素笔注射时需注意:

1. 未使用的新笔芯必须在2~8 ℃的冰箱中冷藏保存,注射时需提前30 min取出使其接近室温后使用。注射悬浮性胰岛素制剂时,如在笔芯显示窗可见笔芯橡皮活塞,应及时更换笔芯。

2. 预混胰岛素每次注射前均需做混匀操作。

3. 一定要先安装针头,再调整剂量。注射后应检查剂量显示窗,确认读数已回"0"。

4. 注射完毕停留5～10 s拔针,以免胰岛素漏液使实际给药剂量不足。

5. 用完的针头按医疗废物处理,不能重复使用,也不能一直插着,以防空气或其他污染物进入笔芯污染胰岛素。

6. 腹部是胰岛素注射的首选部位,但避免脐周5 cm以内区域,胰岛素在此区域注射后会迅速入血,导致低血糖的发生。

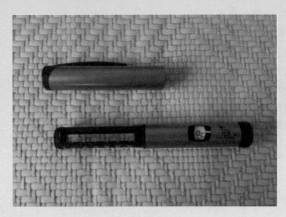

图4-3　胰岛素注射笔

（赵思宇）

任务三　肌内注射

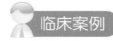

　　患者,男,38岁。呕吐、腹泻1天来院就诊,诊断:急性胃肠炎。医嘱:肌内注射"654-2"注射液2 mL。如何在为患者进行肌内注射时准确定位? 如何最大程度减轻患者疼痛? 如何做好三查七对?

【活动分析】

1. 进行肌内注射前应对患者讲解肌内注射的目的,在治疗室将注射用物放置在无菌盘内,推无菌车到患者床旁操作。

2. 检查注射用物是否完好,药液液体有无浑浊,注射器、药液是否在有效期内,双人核对输液签。

【实训目标】

知识目标:掌握肌内注射的方法及注意事项,重点掌握肌内注射的定位方法。

能力目标:能按护理程序要求,规范熟练地进行肌内注射给药法。

素质目标:养成良好的职业素养,并在操作中贯彻执行严谨、无菌、注意药物配伍禁忌的

Note

原则。

【操作目的】

1. 需要在一定时间内产生药效而不能或不宜口服的药物。

2. 药物不宜或不能静脉注射,要求比皮下注射更快发挥疗效。

3. 注射刺激性强或药量较大的药物。

【用物准备】

治疗车上按使用顺序摆放:治疗盘、碘伏、棉签、弯盘、一次性注射器 2 个、无菌持物钳、无菌纱布缸、砂轮、注射卡、生活垃圾桶、医疗废物桶、清洁小抹布、利器盒、快速手消毒液。

药物准备:根据医嘱备注射药物,必要时备急救药物。

【操作流程及考核评分标准】

肌内注射给药法的操作流程及考核评分标准见表 4-3。

表 4-3　肌内注射给药法的操作流程及考核评分标准

项目	技术操作要求	分值
操作准备 (10 分)	• 护士准备:衣帽整洁、洗手、戴口罩	2
	• 用物准备:治疗盘、碘伏、棉签、无菌注射器 2 个、弯盘、执行单(姓名、床号、药品名称、剂量、用法、日期、时间、签名)	4
	• 患者准备:明确注射目的,无紧张焦虑情绪,主动配合	2
	• 环境准备:整洁、安静,光线适宜或有足够的照明	2
评估 (10 分)	• 病室环境:清洁、明亮,符合操作要求	4
	• 患者:了解患者疾病、身体状况及注射部位皮肤情况	2
	• 向患者及其家属解释注射目的,以取得合作	4
操作程序 (70 分)	• 准备基础注射盘	2
	• 双人核对医嘱和执行单,检查药品质量及有效期	4
	• 携用物至床旁,查对床号、姓名,协助取舒适体位	4
	• 再次检查药液有效期及质量,将安瓿上部药液弹下,用砂轮在安瓿颈部划一锯痕,用 75% 酒精棉签消毒安瓿锯痕处,取一块纱布包裹安瓿颈部并轻轻瓣断安瓿,检查有无玻璃碎屑,正确抽吸药液,放置于治疗巾内	8
	• 协助患者取正确卧位,观察患者局部皮肤情况	4
	• 选择注射部位(臀大肌、臀中肌、臀小肌、股外侧肌、上臂三角肌)	4
	• 选择注射部位后,常规消毒皮肤,消毒范围 5 cm×5 cm	6
	• 再次查对(查对患者信息及药名),驱尽注射器内气体	5
	• 注射法:左手拇指、食指绷紧皮肤,右手持注射器,迅速垂直刺入肌内,深度为刺入针梗的 1/2～2/3(消瘦者及小儿酌减)。抽动活塞,无回血,缓慢注入药物	12
	• 注射毕,快速拔针,用棉签按压针眼处片刻	6
	• 再次查对患者、药物、注射卡	4
	• 整理用物及床单位,安置患者于舒适卧位	4
	• 向患者交代注意事项(所注射药物名称及需要配合观察的药物反应)	4
	• 洗手,记录	3

续表

项目	技术操作要求	分值
整体评价 （10分）	• 操作熟练、规范、准确，患者、家属对服务满意 • 严格遵守查对制度及无菌操作技术，及时发现不良反应，采取适当措施 • 时间：5 min 以内（核对整理用物）	10
总分		100

相关知识链接

臀大肌注射定位法

1. 十字定位法：从臀裂顶点向左侧或者右侧画一水平线，再从髂嵴最高点作一垂直平分线，将臀部分为四个象限，其外上象限并避开内角即为注射区（图 4-4(a)）。

2. 连线定位法：髂前上棘和尾骨连线的外上 1/3 处为注射部位（图 4-4(b)）。

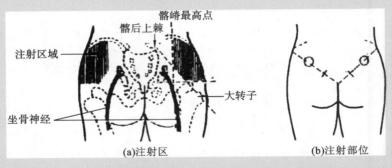

图 4-4　臀大肌定位

【注意事项】

1. 切勿将针梗全部刺入，以防止针梗从衔接处折断。

2. 如同时注射两种药液时，应注意配伍禁忌。

3. 2 岁以下婴幼儿不宜选用臀大肌注射。因幼儿在未能独自走路前，其臀部肌肉一般发育不好，臀大肌注射有损伤坐骨神经的危险。应选用臀中肌、臀小肌注射。

4. 需要长期做肌内注射的患者，注射部位应交替更换，以利于药物吸收，减少硬结的发生。

（马大方）

任务四　静脉注射

临床案例

患者，女，60 岁。因双眼视物模糊不清半年来我院就诊，门诊初步诊断：2 型糖尿病视网膜病变（增殖前期），建议行 FFA 检查。化验检查尿常规、心电图均正常，血压在正常范围内，餐后 2 h 血糖 10.5 mmol/L。否认过敏体质，无食物、药物过敏史。

检查前谈话,同意书签字。使用 1% 荧光素钠稀释液 5 mL,10 min 缓慢静脉推注。如何安全正确推注药物?如何最大限度地减少患者的痛苦?

【活动分析】

1. 进行注射前应对患者讲解注射的目的,在治疗室将注射用物放置在无菌盘内。
2. 检查注射用物是否完好,液体有无浑浊、是否在有效期内,核对输液签。

【实训目标】

知识目标:掌握静脉注射的方法及注意事项。

能力目标:能按护理程序要求,规范熟练地进行静脉注射。

素质目标:养成良好的职业素养,并在操作中贯彻执行严谨、无菌、注意药物配伍禁忌的原则。

【操作目的】

1. 注射给药,用于药物不宜口服、皮下注射或肌内注射,或需迅速发挥药效时。
2. 注入药物做某些诊断性检查,如肝、肾、胆囊等 X 线摄片。
3. 输液或输血的前驱步骤。
4. 静脉营养治疗。
5. 股静脉注射主要用于急救时加压输液、输血或采集血标本。

【用物准备】

治疗车上按使用顺序摆放治疗盘、0.5% 碘伏、棉签、一次性治疗巾、弯盘、小枕、止血带、一次性注射器 2 个(根据药量选用)、6~7 号头皮针、砂轮、启瓶器、注射单、输液瓶贴、生活垃圾桶、医疗废物桶、清洁小抹布、利器盒、快速手消毒液。

【操作流程及考核评分标准】

静脉注射给药法的操作流程及考核评分标准见表 4-4。

表 4-4 静脉注射给药法的操作流程及考核评分标准

项目	技术操作要求	分值
操作准备 (10分)	• 护士准备:衣帽整洁、指甲已修剪,表达清晰,洗手,戴口罩,双人核对医嘱单及注射单,签名	2
	• 用物准备:治疗盘、0.5% 碘伏、棉签、止血带、小枕、弯盘、一次性注射器 2 个(根据药量选用)、6~7 号头皮针、砂轮、启瓶器、快速手消毒液、注射单、生活垃圾桶、利器盒、医疗废物桶	4
	• 患者准备:明确注射目的,患者无紧张焦虑情绪,主动配合。观察患者的心理状况,生命体征、心肺功能、认知及合作程度	2
	• 环境准备:清洁,温、湿度适宜,光线适中,利于暴露静脉位置	2
评估 (10分)	• 局部皮肤:无感染、硬结、瘢痕、出血点 • 局部血管:静脉充盈程度高,血管壁弹性足(图 4-5)	10
操作程序 (70分)	• 准备基础注射盘	2
	• 双人核对医嘱(或执行单),检查药品质量及有效期	8
	• 抽吸药液:核对检查药液,消毒,开启安瓿(或密封瓶),检查、取出注射器,抽吸药液,排尽空气,必要时更换头皮针头,再次核对,置于治疗巾内	15
	• 携用物至床旁,核对医嘱单、患者,解释并取得合作	5

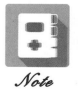

49

续表

项目	技术操作要求	分值
操作程序 （70分）	• 定位消毒：协助患者平卧，卷袖过肘，垫治疗巾、小枕，准备胶布，第一次皮肤消毒，必要时戴手套，扎止血带，第二次皮肤消毒	8
	• 穿刺推药：再次排气，嘱握拳，再次确认患者及药物名称、剂量，左手绷紧皮肤，右手进针，针头与皮肤成 15°～30°，见回血，再将针头向前推少许，松止血带，嘱患者松拳，必要时胶布固定针头，回抽有血后缓慢推注药液（图 4-6）	15
	• 拔针观察：推注完毕，快速拔针，用棉签按压穿刺点 2～3 min 至局部不出血	10
	• 整理用物：撤治疗巾、小枕、止血带，必要时脱手套，询问患者感觉，观察局部及全身反应，向其交代注意事项，再次核对	5
	• 协助患者取舒适卧位，整理床单位，洗手，记录，签名	2
整体评价 （10分）	• 操作熟练、规范、准确，患者、家属对服务满意 • 严格遵守三查七对制度及无菌操作原则，注射方法正确，选择合适静脉，剂量准确及时发现不良反应，采取适当措施 • 时间：6 min 以内	10
	总分	100

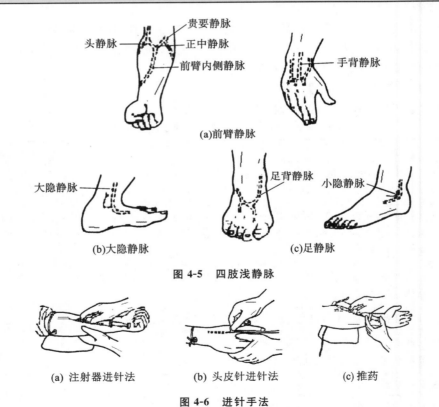

图 4-5　四肢浅静脉

（a）注射器进针法　　　（b）头皮针进针法　　　（c）推药

图 4-6　进针手法

【注意事项】

1. 严格执行查对制度，严格遵循无菌操作原则。

2. 注意药物配伍禁忌，刺激性强的药物应确保针头在血管内再加药物。

3. 根据药物性质、作用及治疗目的，以合适的速度推注，密切观察患者用药后的反应。

4. 若注射局部疼痛、肿胀、回抽未见回血，应拔出针头，更换部位重新穿刺。

5. 昏迷患者及不合作的患者注射时可选择头皮静脉。

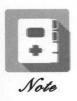

相关知识链接

静脉注射技术

静脉注射是一种医疗方法,即把血液、药液、营养液等液体物质直接注射到静脉中。常用的部位为前臂和踝部浅表静脉。但是国家食品药品监督管理总局公布的药品不良反应监测报告指出,静脉注射给药途径的风险较高。

(马大方)

任务五　静　脉　输　液

临床案例

患者,女,43 岁。主诉"腹泻、呕吐 2 天",来院就诊,诊断为"急性胃肠炎",患者夜间急诊等待检查期间,突然说很难受,开始冒冷汗,心率增快,血压 70/50 mmHg。急诊护士首先应该如何处理?

【活动分析】

1. 患者急性胃肠炎,呕吐、腹泻严重,已出现脱水症状。

2. 患者需要快速补充水和电解质,防止因脱水导致电解质紊乱从而昏迷,护士应立刻建立静脉通道。

【实训目标】

知识目标:掌握静脉输液的目的及注意事项。

能力目标:能按护理程序要求,规范熟练地完成静脉输液。

素质目标:注意护、患沟通和良好的职业素养,在操作中关心患者,安全、准确、高效地完成静脉输液。

【操作目的】

通过正确给药方式,补充水分及电解质、增加循环血量、供给营养物质、输入药物。

【用物准备】

注射盘用物 1 套、弯盘、液体及药物(按医嘱准备)、注射器、止血带、输液贴、输液器 1 套、输液卡、输液记录单、快速手消毒液、利器盒、生活垃圾桶、医疗废物桶、输液架,必要时备小夹板、绷带、输液泵。

【操作流程及考核评分标准】

静脉输液法的操作流程及考核评分标准见表 4-5。

表 4-5　静脉输液法的操作流程及考核评分标准

项目	技术操作要求	分值
操作准备 （10分）	• 护士准备:衣帽整洁、指甲已修剪	2
	• 用物准备:见本任务下的【用物准备】	4
	• 患者准备:患者肢体状况良好,选择合适周围静脉	2
	• 环境准备:无病室清扫工作,病室清洁、通风	2

Note

续表

项目	技术操作要求	分值
评估 （10分）	• 评估病情、治疗情况、意识状态、肢体活动能力、对用药计划的了解及合作程度 • 注射部位的皮肤及皮下组织状况 • 患者的心理状况、认知能力及合作程度	10
操作程序 （70分）	• 携治疗卡、输液架进入病房，查对腕带、医嘱，评估并解释	2
	• 嘱患者解二便，初选血管，安置输液架，调节高度	2
	• 回治疗室，六步洗手法洗手，戴口罩	3
	• 配制药物：双人查对医嘱，洗手，戴口罩，查对液体，启瓶盖，常规消毒瓶口，遵医嘱加入药液，插输液器，填写、粘贴输液贴。配制药物后生活垃圾、医疗废物分类处理，洗手	5
	• 推车至病房，再次核对患者信息，挂瓶	2
	• 第一次排气：倒置茂菲氏滴管，使输液瓶内的液体流出。当液面达到滴管的 $1/2\sim2/3$ 时，迅速转正滴管，打开调节器，使液面缓慢下降，直至排尽导管和针头内的空气	10
	• 选择合适静脉，在穿刺点上方 6 cm 处扎止血带	4
	• 消毒皮肤，直径大于 5 cm	2
	• 二次核对患者床号、姓名、腕带，药物的药名、浓度、剂量，时间及给药方法	4
	• 第二次排气，确保输液管内无气泡	4
	• 穿刺：嘱患者握拳，针尖斜面向上，并与皮肤成 $15°\sim30°$ 角进针，见回血后，再潜行少许，固定针柄	4
	• 三松（止血带、手、调节器），输液贴固定（必要时用夹板）	4
	• 根据药物性质及患者的年龄、病情调节滴速：成人 $40\sim60$ gtt/min，儿童 $20\sim40$ gtt/min	3
	• 再次查对，签字，悬挂输液卡	5
	• 快速手消	2
	• 摘口罩，嘱咐患者注意事项	1
	• 整理床单位，协助患者取舒适卧位	1
	• 整理操作用物，洗手，记录	1
	输液完毕后处理 • 输液完毕，查对输液内容，确认全部液体输入完毕	2
	• 关闭输液器，轻揭输液贴，仅留覆盖针眼处输液贴，用手轻压穿刺点上方，快速拔针，局部按压 $1\sim2$ min 至不出血	2
	• 头皮针头和输液插头剪至利器盒中，其他用物按常规处理	2
	• 整理床单位，协助患者取舒适卧位	2
	• 六步洗手法洗手	2
	• 记录	1
整体评价 （10分）	• 程序正确，动作规范，操作熟练 • 穿刺成功，减轻患者痛苦 • 注意与患者沟通交流 • 操作时间不超过 10 min	10
总分		100

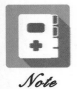

【注意事项】

1. 病房内清扫或患者如厕应暂停输液。

2. 操作中注意三查七对。

3. 操作前,要备齐用物,严格查对各种物品有效期,根据药物及患者情况准备合适注射器、输液器及其他物品,以减少药物浪费,提高穿刺成功率。

4. 两次排气手法熟练、要点明确。

5. 操作中,对紧张患者注意沟通技巧,及时回答患者疑问,合理安排输液顺序。

相关知识链接

小儿头皮静脉穿刺技巧及特点

静脉输液是临床最基本的治疗手段之一,随着医疗水平和输液要求的不断提高,静脉穿刺技术已成为临床护理人员应该熟练掌握的基本功。掌握小儿头皮静脉注射技巧则更困难。做到一针见血,既减轻了患儿的痛苦,又为治疗和抢救赢得了宝贵的时间。

1. 小儿头皮特点

头皮静脉呈网状分布,血液可以通过侧支回流于颈内静脉和颈外静脉至心脏。因此,顺行和逆行进针都不影响静脉回流,正中静脉是头皮静脉较大的一支,此静脉直、较大、不滑动、易固定,但易外渗,逆行进针可克服外渗缺点;额浅静脉及颞浅静脉具有不滑动、易固定、暴露明显、不外渗等优点,是头皮静脉输液的最佳部位,但此静脉较细小,技术难度大些;耳后静脉较粗,略弯曲,易滑动,不易掌握深浅度,要剃去头发,才便于穿刺固定,但由于小儿多动,不易护理。

2. 操作者的心理

操作者必须具备良好的心理素质,保持正常、稳定、轻松的情绪,多与小儿及家属沟通,建立良好护患关系,增加信任感。

3. 小儿头部固定

在穿刺时,小儿头部固定正确与否决定穿刺成功率,固定时助手或家属双手抱住小儿颧骨、颊部及下颌部,双肘为支撑点,小儿双手位于助手双手下,固定住小儿头部,不要压住小儿躯体及四肢,以免增加抵抗力而不易固定。

4. 进针手法

穿刺时手指固定头皮血管上下两端,一般可采取直刺法,针头与皮肤成 10°～15°,进入皮肤后,根据血管粗细直曲,在皮肤内潜行 0.5～1 cm,由浅入深,缓慢进入血管,见回血后即停止进针。

5. 固定针头

鉴于小儿多动、欠合作等特点,针头固定很重要,针头固定好,利于护理,顺利完成治疗。实际操作中往往出现穿刺成功后针头固定不好而致使液体外渗,重新穿刺。粘输液贴时,针头附近皮肤不能有汗渍,第一条胶布一定要把针柄粘贴牢固,以后的胶布就可以在此基础上粘贴,防止拔针头时粘住毛发及皮肤引起疼痛。

作为一名护士,在临床工作中,提高自身素质修养,努力学习、总结经验,熟悉掌握头皮穿刺技巧及特点,提高头皮穿刺输液的成功率。

(崔 蓉)

Note

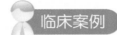

任务六　静脉留置针输液法

临床案例

　　患者,男,43岁,司机。2 h前因车祸,胸腹部受到严重挤压,不能行走,面色苍白,出冷汗,并伴有呕吐,全腹压痛,反跳痛,移动性浊音(十),诊断:脾脏破裂。准备手术,为便于抢救患者,护士应该怎样选择静脉输液?

【活动分析】

1. 患者需要尽早恢复有效循环血量。

2. 为急救和手术准备,护士在静脉输液时应选择静脉留置针输液。

【实训目标】

知识目标:掌握静脉留置针输液的目的及注意事项,掌握留置针封管原理。

能力目标:能按护理程序要求,规范熟练地完成静脉留置针输液。

素质目标:注意静脉留置针的护理要点,减少患者的经济损失;提升护士自身职业素养,减轻反复穿刺的痛苦。

【操作目的】

通过正确给药方式,补充水分及电解质、增加循环血量、供给营养物质、输入药物。

【用物准备】

注射盘用物1套、静脉留置针1套(图4-7)、无菌透明敷料(图4-8)、正压接头(图4-9)或肝素帽(图4-10)、封管用物(2~5 mL注射器内抽封管液2~5 mL)、标识贴、无菌手套(必要时)、弯盘、液体及药物(按医嘱准备)、注射器、止血带、输液贴、一次性治疗巾、输液器1套、输液卡、输液记录单、快速手消毒液。

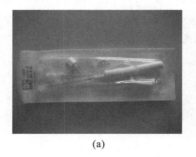
(a)

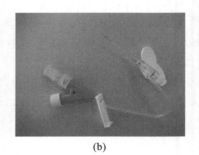
(b)

图 4-7　静脉留置针

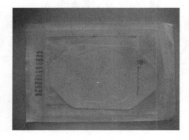

图 4-8　无菌透明敷料

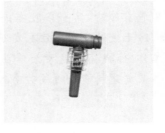

图 4-9　正压接头

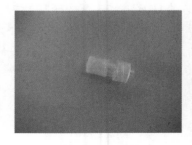

图 4-10　肝素帽

【操作流程及考核评分标准】

静脉留置针输液法的操作流程及考核评分标准见表 4-6。

表 4-6　静脉留置针输液法的操作流程及考核评分标准

项目	技术操作要求	分值
操作准备 （10 分）	• 护士准备：衣帽整洁，应修剪指甲、洗手、戴口罩，必要时做好职业防护	2
	• 用物准备：见本任务【用物准备】	4
	• 患者准备：患者肢体状况良好，选择合适周围静脉	2
	• 环境准备：无病室清扫工作，病室清洁、通风	2
评估 （10 分）	• 病室环境：同静脉输液法病室清洁 • 患者：同静脉输液法患者准备	10
操作程序 （70 分）	• 携治疗卡、输液架进入病房，查对腕带、医嘱，评估并解释	1
	• 嘱患者解二便，评估穿刺部位皮肤、静脉，选择血管	2
	• 配制药物、检查留置针型号及有效期并撕开外包装，无菌透明敷料备用	2
	• 铺治疗巾，在穿刺点上方 10 cm 处扎止血带	3
	• 消毒皮肤，直径 8 cm 以上	2
	• 打开封管液包装，连接留置针与正压接头	10
	• 排尽留置针内空气	2
	• 取下留置针套，旋转针芯，松动外套管，调节针头斜面	2
	• 穿刺前再次查对姓名，嘱握拳	2
	进针　• 一手绷紧皮肤固定静脉，另一手持留置针，在血管上方使针头与皮肤成 15°～30°角进针，见回血降低角度，沿静脉方向推进少许（确保套管尖端进入血管）	5
	• 固定留置针后撤出针芯 0.5 cm，持针座，将套管全部送入静脉，再安全撤出针芯，针芯放入利器盒	2
	• 三松（止血带、手、调节器）	5
	• 透明敷料以穿刺点为中心无张力方式放置，先塑形，按压整片敷料，边按压边去除纸质边框固定	5
	• 分离一次性冲管装置 • 固定正压接头，贴好标识，注明置管日期、时间，签名	2
	• 调节滴速	2
	• 操作后查对，协助患者取舒适卧位	2
	• 签字，悬挂输液卡	1
	• 整理床单位及用物	1
	• 快速手消，摘口罩	1
	• 健康教育及操作后嘱咐：告知留置针使用注意事项，即注意防水，保持敷料干燥，穿刺肢体避免过度活动	2
	• 回治疗室，医疗废物、生活垃圾分类处理	1
	• 六步洗手法洗手	2
	• 记录	2

Note

续表

项目		技术操作要求	分值
操作程序 （70分）	封管	• 输液完毕，查对输液内容，分离输液器与正压接头/肝素帽	2
		• 向留置针内推注封管液（2～5 mL），边推边退，使留置针内充满封管液	2
	再次 输液	• 检查穿刺点皮肤状况，消毒正压接头，将静脉输液器接头接入，确认通畅即可	3
	拔针	• 拔针：除去胶布和敷料，关闭调节器	1
		• 将无菌棉球放于穿刺点前方，快速拔出套管针，按压至少 5 min，至不出血	3
整体评价 （10分）		• 程序正确，动作规范，操作熟练 • 穿刺成功，减轻患者痛苦 • 注意与患者沟通交流 • 操作时间不超过 15 min	10
		总分	100

【注意事项】

1. 同静脉输液法注意事项。

2. 留置针静脉输液选择血管时注意保护静脉。

3. 密切观察患者生命体征的变化及局部情况。每次输液前后，均应检查穿刺部位及静脉走行方向有无红肿，并询问患者有无疼痛与不适。如有异常情况，应及时拔除导管并做相应处理。对仍需输液者应更换肢体另行穿刺。

4. 每次输液前先抽回血，再用无菌的生理盐水冲洗导管。如无回血，冲洗有阻力时，应考虑留置针导管堵塞，此时应拔出静脉留置针，切记不能用注射器使劲推注，以免将凝固的血栓推进血管，造成栓塞。

相关知识链接

静脉留置针输液法封管液的选择

年老体弱、病情危重、需长期静脉输液、化疗等的患者，临床上常应用中心静脉置管、外周静脉穿刺中心静脉置管、静脉留置针等各种静脉置管方式，保证液体、药物、营养物质的输入，以达到治愈疾病挽救患者生命的目的。但经静脉置入的导管易发生感染、血栓等严重并发症而致其无法继续使用，而封管液的正确选择和使用是延长导管使用寿命的必要条件。

1. 生理盐水

生理盐水作为封管液时不受病种限制，尤其适用于有出血倾向、凝血机制障碍和肝、肾功能不全等不宜应用肝素的症状的患者。

生理盐水封管可以减少配制过程和感染机会；防止不相容药物和（或）溶液的混合，促进和保持血管通路的通畅；减少患者的经济负担。生理盐水可用于肝素禁忌证的患者，如高血压引起的脑出血及肝肾功能不全、消化道出血、肿瘤晚期、病情危重、心力衰竭、酸中毒等患者。根据输液治疗护理实践指南与实施细则的建议，封管液不应含有防腐剂，特别是新生儿及儿童使用时。

生理盐水作为封管液的缺点在于生理盐水没有抗凝的作用,虽能起到维持导管通畅的作用,但是也增加了血栓形成的概率。

2. 肝素

肝素的活性中心能够与抗凝血酶Ⅲ结合,可以与凝血因子的丝氨酸活化中心共价结合,从而使含有丝氨酸活化中心的凝血因子失去活性,起到抗凝作用。

肝素具有强大的体内、外抗凝作用,所以用于预防置管后血栓这一严重的并发症。最新版美国静脉输液护理协会指南指出,用肝素对各种静脉置管的患者进行封管时,其浓度变化范围在10~100 U/mL;为防止导管阻塞,封管液量应2倍于导管加延长管容积,推荐使用剂量是10~20 U/mL。肝素比生理盐水能更有效地降低堵管率,预防静脉血栓的形成。

另外,肝素在抗凝过程中,会出现出血、血小板减少症、骨质疏松等一系列严重并发症。最常见和首要的并发症是出血;骨质疏松是长期使用肝素最常见的严重不良反应,肝素诱发骨质疏松性骨折的发生率是2%~5%。

3. 肝素钠

肝素钠是肝素的钠盐,是肝素中氢被钠取代形成的盐,进入体内后会变为肝素,二者作为封管液在临床上应用时并无差异。

4. 枸橼酸钠

枸橼酸钠又称为柠檬酸三钠或柠檬酸钠,通过结合血液中游离钙离子,生成难解离的可溶性络合物枸橼酸钙,阻止凝血酶原转化成为凝血酶,起到抗凝作用。

枸橼酸钠对机体全身抗凝血功能无明显影响,可以完全避免抗凝所致的出血,尤其适用于不宜使用肝素、肝素钠溶液封管的患者。当枸橼酸钠浓度大于20%时就成为具有抑菌活性的抗凝血剂,可以减少导管感染、闭塞并延长导管寿命。

临床所应用的枸橼酸钠浓度为4.0%~46.7%,当超出此浓度范围时,枸橼酸盐不能及时被氧化,可导致低钙血症,引起抽搐和心肌收缩抑制。

5. 溶解血栓的溶液

溶解血栓的溶液主要用于预防置管后血栓这一严重并发症,临床上常用的有尿激酶(常用浓度为2500 U/mL)、阿替普酶、替奈普酶及蛇毒纤溶酶这类纤维蛋白溶解药。

6. 静脉输注原液

静脉输注原液为等渗液或等渗液中加入广谱抗菌药物等刺激性小的当日输入液体,封管时输入的液体量一般为10 mL。与其他封管液相比减少了封管过程中烦琐的操作程序、交叉感染的概率、护士的工作量,同时也减轻了患者的经济负担。输液器内原液或肝素液用于静脉留置针封管的临床效果无太大区别。但因不具备抗凝作用,所以高凝状态的患者应该慎用。

目前,临床上封管液的种类、剂量及封管方法受到年龄、疾病及生理情况等多种因素的影响。如何更加合理地选择封管液的种类、剂量及封管方法来延长静脉留置针留置时间,减轻护士的工作量,提高患者的满意度,仍是需要进一步探讨的问题。

(崔 蓉)

任务七 血糖仪的使用

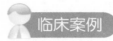

患者,女,67 岁。反复口渴,多饮,多尿 3 年,诊断为 2 型糖尿病。并发左侧肢体无力 2 天,门诊收入神经内科病房。头部核磁共振提示右侧基底节区急性脑梗死;即时末梢血糖 23.4 mmol/L。医嘱:①持续泵入胰岛素;②q1h 测末梢血糖;③糖尿病健康教育。护士在为患者测量末梢血糖前和测量后需要做哪些工作?

【活动分析】

1. 患者确诊为 2 型糖尿病,病例提示目前患者合并糖尿病大血管病变——急性脑梗死。

2. 患者即时末梢血糖过高,需要连续监测末梢血糖。

3. 根据医嘱测量末梢血糖前,询问患者是否进餐并详细了解应用降糖药的情况,测定末梢血糖后,注明测量时间是餐前或是餐后。

4. 教会患者测量末梢血糖的方法,指导其正确的饮食、运动、药物、监测及自我管理的相关知识。

【实训目标】

知识目标:掌握血糖仪的使用方法及注意事项。

能力目标:能按护理程序要求,规范熟练地实施末梢血糖的快速测定。

素质目标:注重人文关怀,患者舒适,疼痛较小,注意无菌观念和慎独精神。

【操作目的】

1. 了解患者的血糖变化,为调整治疗方案提供依据。

2. 使血糖维持在接近正常而又安全的范围,预防并发症的发生。

3. 及时发现患者低血糖,杜绝不良事件的发生。

4. 及时了解和掌握患者饮食、药物、运动对血糖波动的影响。

5. 根据患者血糖监测的结果,给予饮食、药物、运动方面的指导。

【用物准备】

血糖仪、配套血糖试纸、采血针、棉签、75%酒精、治疗车、治疗盘、快速手消毒液、医疗废物桶、生活垃圾桶、利器盒、笔及血糖记录本。

【操作流程及考核评分标准】

血糖仪的使用操作流程及考核评分标准见表 4-7。

表 4-7 血糖仪的使用操作流程及考核评分标准

项目	技术操作要求	分值
操作准备 (10 分)	• 护士准备:仪表端庄,服装整洁,六步洗手法洗手,戴口罩	2
	• 用物准备:见本任务【用物准备】	4
	• 患者准备:了解操作目的、过程、注意事项及配合要点;情绪放松,稍作休息,体位舒适,清洗双手	2
	• 环境准备:操作环境清洁,光线充足,减少人员走动	2

续表

项目		技术操作要求	分值
评估 （10分）		• 患者的年龄、病情、意识情况及配合程度 • 患者采血部位的皮肤情况，有无瘀青、感染、硬结、出血点，是否疼痛，双手是否清洁。血液循环较差患者可温水泡手或做小臂活动，保证采血顺利进行 • 了解降糖药用药史 • 询问患者目前状况（空腹或餐后）与检查要求是否一致 • 患者的心理情况及是否了解血糖检测的目的及操作方法	10
操作程序 （70分）	检查血糖仪、试纸及采血针	• 检查血糖仪是否处于完好备用状态，外观有无损坏，电量是否充足（图4-11(a))	3
		• 检查血糖试纸是否在有效期内，包装密闭，无潮湿、破损，有无试纸条码牌	3
		• 将试纸条码牌插入血糖仪，核对条码牌号与试纸外包装是否一致	4
		• 检查采血针，是否在有效期内	4
	核对解释	• 备齐用物携至床旁，问候并核对患者	2
		• 向患者解释测血糖的目的、方法，消除患者疑虑，取得配合	2
		• 确认患者进餐时间符合医嘱要求	2
	安置体位	• 协助患者取平卧位，暴露采血部位，揉搓采血部位至局部血运丰富	6
	消毒皮肤	• 75%酒精消毒2次，消毒范围直径大于2 cm，再次核对，待干（图4-11(b)） • 在待干过程中可取出试纸插入血糖仪，盖紧试纸盒，再次核对血糖仪与试纸是否相匹配	8
	正确采血	• 让被采血手臂下垂10～15 s	4
		• 捏紧采血部位皮肤（大部分为手指），用采血针在手指指腹侧面采血，捏紧皮肤即可减少疼痛感，也可使血液充分溢出（图4-11(c)） • 拔除或扭转采血针帽盖，将采血针对准采血部位，快速按压到底，轻压采血部位，用棉签擦去第一滴血，再使血滴轻触试纸顶部，获得相应的采血量，5 s后读取结果，并告知患者（图4-11(d)）	12
		• 协助患者用棉签按压采血点至停止出血，将棉签放入医疗废物桶	4
	观察指导	• 协助患者取舒适体位，观察采血部位，指导按压采血部位时间为1～2 min，向其解释测量结果及目的并给予健康指导	6
	整理记录	• 整理床单位，清理用物 • 正确处理采血针 • 洗手，摘口罩 • 记录，签名，并通知医生	10
整体评价 （10分）		• 动作规范流畅，操作熟练 • 采血部位正确，读取结果及时、准确，患者安全，无不良反应 • 注重执行查对制度，遵守无菌操作原则，违反无菌原则扣5分 • 5 min内完成，操作时间每超过或未到规定时限的20%扣1分 • 护患沟通有效，患者合作良好，适时开展健康教育	10
总分			100

【注意事项】

1. 使用有效期内的试纸，简装试纸请在开盖后3个月内用完，防止试纸超过有效期或受潮，禁止用潮湿的手拿捏试纸，造成试纸被氧化、失效等导致结果不准确。

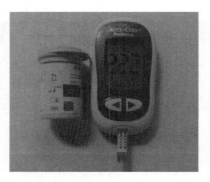

(a)血糖仪、试纸

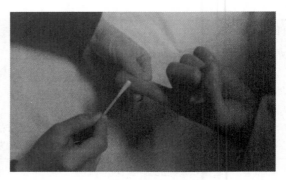

(b)消毒采血部位

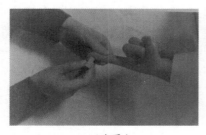

(c)正确采血

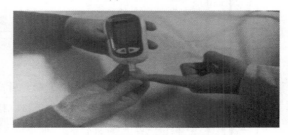

(d)采血后读取数值

图 4-11　血糖仪的使用操作

2. 不能触摸血糖试纸的测试区和滴血区,以免影响测定结果。

3. 避免采血量不够或采血后用力挤压指尖出血影响结果。取血时不能涂血,轻轻挤压手指,保证足够的吸血量,出现血滴符号后再吸血。

4. 遵医嘱严格掌握采血时间,如空腹、餐后 1 h、餐后 2 h、随机血糖等。测空腹血糖时确保患者采血前至少 8 h 未进食。

5. 消毒皮肤忌用含碘成分的消毒剂(如碘酊、聚维酮碘)。

6. 采血时选择手指指腹侧面进针,神经末梢分布少,痛感较弱,每次不要在相同的部位采集血样,以避免手指溃烂或皮肤粗硬。

7. 如测定的血糖值异常高(大于 16.7 mmol/L)或异常低(小于 2.8 mmol/L),需复测核查并将测定结果报告医生。

相关知识链接

动态血糖监测法

动态血糖监测(continuous glucose monitoring,CGM)(图 4-12)是通过对皮下组织液葡萄糖浓度的持续测量,准确、细致地了解患者的血糖变化规律的技术。监测仪一般佩戴 3 天(72 h),每 3 min 记录 1 个平均血糖值,装置包括感应探头、血糖记录器、注针器、信息提取器,监测结束后将血糖资料下载至电脑,通过数据处理,形成连续的血糖图谱。通过监测探头实时传输,可了解患者血糖动态变化、波动规律及原因,可捕捉到苏木杰反应和黎明现象,可对药物和胰岛素疗效进行精确动态评估。常适用于 1 型糖尿病患者,需要胰岛素强化治疗的 2 型糖尿病患者(如每日 3 次以上皮下胰岛素注射治疗或胰岛素泵强化治疗的患者),给予降糖药治疗仍出现无法解释的严重低血糖或反复低血糖、无症状性低血糖、夜间低血糖的 2 型糖尿病患者,空腹高血糖且原因不明、血糖波动大的患者,妊娠期糖尿病或糖尿病合并妊娠的患者。

使用过程中要保证72 h内仪器电量充足,探头使用前30 min从冰箱取出,恢复至室温后使用。佩戴期间禁止进行X线、CT等放射性检查。

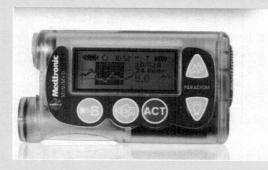

图4-12 动态血糖监测仪

（赵思宇）

任务八　经外周置入中心静脉输液法

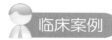
临床案例

　　患者,女,48岁。2个月前发现左乳有肿物,无红肿,疼痛,左乳钼靶提示:左乳实性结节,部分结节伴微小钙化。病理提示:左乳腺浸润性导管癌。免疫组化提示:ER,60%;PR,60%;c-erbB-2,0;Ki-67,阳性率约15%;p53,—。患者4年前患右乳腺癌行乳腺癌改良根治术,术后行5个疗程CTF方案化疗,未规律复查。查体:体温36.2 ℃,脉搏76次/分,呼吸19次/分,血压112/70 mmHg,心、肺、腹、四肢未见明显异常,右乳缺如,呈乳腺癌改良根治术后改变,于右前胸壁可见一长约20 cm的横行手术伤口,局部无红肿及硬结,左乳内侧8点及10点处可见两个手术伤口,无明显红肿,已拆线,左乳头无抬高及内陷,两侧腋下及锁骨上下均未见明显肿大淋巴结。临床诊断:乳腺癌。医嘱:①经外周置入中心静脉输液法(PICC)置管;②完善血常规检查;③拟行化疗。

　　思考:为什么此患者需要实施PICC输入药液？PICC输入药液有哪些方便之处？

【活动分析】

1. 患者因既往有右侧乳腺癌改良根治手术史,外周血管状态较差,且右上肢已不适宜进行建立外周静脉通路,考虑到患者后续化疗时间较长,应选择经外周置入中心静脉输液法输注化疗药物。

2. 经外周置入中心静脉输液法是一种经肘前外周静脉穿刺置入中心静脉的治疗方法,其导管末端位于上腔静脉。留置期间每次输液时不用穿刺皮肤,只需直接把针刺入导管端的正压输液接头上,用生理盐水冲一下导管,不输液时需要由护士完成每周导管的维护,更换敷料。

3. 实施过程中,需严格执行无菌操作原则,防止感染的发生。

Note

【实训目标】

知识目标:掌握经外周置入中心静脉输液的目的及注意事项。

能力目标:熟悉经外周置入中心静脉输液法的正确方法。

素质目标:养成良好的职业素养,并在操作中严格贯彻执行查对制度、无菌操作原则。

【操作目的】

1. 为缺乏外周静脉通路的患者建立一条长期连续或间断静脉输液通路。

2. 需输注的药物具有刺激性或腐蚀性,如两性霉素 B、化疗药。

3. 需输注高渗性或大分子黏稠性液体,如肠外营养支持(TPN)。

4. 需要使用输液泵或压力静脉注射。

5. 为周围循环衰竭的危重患者测量中心静脉压等。

【用物准备】

治疗盘内:PICC 穿刺包、PICC 换药包、拆线包、治疗巾包(含洞巾)、无菌手套 2 副、棉签、无菌纱布、碘伏、75％酒精、止血带、10 cm×12 cm 透明敷料、20 mL 注射器 3 支、1 mL 注射器 1 支、2 ％利多卡因 1 支、肝素帽或正压接头、生理盐水、肝素盐水(遵医嘱配制)。

治疗盘外:皮尺、胶布、快速手消毒液、利器盒、医疗废物桶、生活垃圾桶等。

【操作流程及考核评分标准】

经外周置入中心静脉输液法的操作流程及考核评分标准见表 4-8。

表 4-8　经外周置入中心静脉输液法的操作流程及考核评分标准

项目		技术操作要求	分值
操作准备 (10 分)		• 护士准备:着装整洁,洗手,戴口罩,熟知该操作相关内容	2
		• 用物准备:见本任务【用物准备】	2
		• 患者准备:了解操作目的及配合要点,排空膀胱,告知患者测臂围时手臂外展 90°,置管后该手臂避免剧烈运动,保持留置管敷料的不移位、不脱落,签署知情同意书	4
		• 环境准备:光线良好,关闭门窗,调节室温,请无关人员暂离	2
评估 (10 分)		• 患者的年龄、病情、意识状态、治疗情况及心肺功能等 • 患者穿刺部位的血管及皮肤情况 • 患者以往的手术情况,是否为乳腺癌根治术后,胸廓是否畸形等 • 患者的心理状况、自理能力及合作程度	10
操作程序 (70 分)	确认患者	• 备齐药物,核对患者床号、姓名	1
	安置体位	• 置围帘,安置平卧位,穿刺手臂外展 90°(图 4-13(a))	1
	选择部位	• 首选贵要静脉,其次为肘正中静脉和头静脉 • 以肘关节下两横指为穿刺点,扎止血带,选择血管后松开	2
	测量长度	• 用皮尺测量置入导管长度:上腔静脉测量法,从预穿刺点沿静脉走向至右胸锁关节再垂直向下至第 3 肋间;锁骨下静脉测量法,从预穿刺点沿静脉走向至胸骨切迹,再减去 2 cm • 测量穿刺点上 10 cm 处的上臂围	2
	建立无菌区域	• 开 PICC 穿刺包,戴无菌手套,建立无菌区,手臂下垫无菌治疗巾	2
	皮肤消毒	• 以穿刺点为中心消毒皮肤,消毒范围为穿刺点上下 10 cm,两侧至臂缘(图 4-13(b)) • 先 75％乙醇消毒,然后碘伏消毒 3 遍,待干 2 min	4

续表

项目		技术操作要求	分值
操作程序 （70分）	扩大 无菌区	• 更换无菌手套，铺洞巾及另一治疗巾，扩大无菌区 • 充分暴露穿刺点周围 10 cm×10 cm 范围	2
	穿刺包 准备	• 助手协助打开 PICC 穿刺包 • 抽吸无菌生理盐水 20 mL 及肝素盐水（遵医嘱配制）备用 • 用 1 mL 注射器抽取利多卡因 0.5 mL 备用 • 将插管鞘、PICC 导管、肝素帽、生理盐水等无菌物品按使用顺序依次置于无菌区内	4
	预冲导管	• 用无菌生理盐水预冲导管、连接管、减压套管、肝素帽，检查管路的通畅性和密闭性 • 润滑导丝，拨开导管保护套至所需部位	4
	修剪导管	• 外撤导丝短于预定长度 0.5～1 cm，从预定长度处剪断导管，去除多余导管，注意剪切导管时不可切割到导丝	4
	扎止血带	• 助手扎止血带，使静脉充盈	2
	局部麻醉	• 利多卡因皮内注射做穿刺点局部麻醉	2
	静脉穿刺	• 取出套管针，转动针芯，与皮肤成 15°～30°角进针（图 4-13（c）），见回血后降低角度再进 0.5～1 cm 后送导入鞘，确保导入鞘进入血管	6
	撤穿刺针	• 退针芯少许，松止血带，右手固定导入鞘，将导入鞘推入血管换左手固定，中指轻压导入鞘尖端所在血管上，嘱患者松拳，右手抽出穿刺针（图 4-13（d））	3
	置入 PICC 管	• 一手食指拇指固定导入鞘，另一手自导入鞘处置入 PICC 管，插管过程中以中指轻压导入鞘，用力均匀，置入导管 25 cm 时，嘱患者向穿刺侧转动头部，下颌贴肩，以防导管进入颈静脉，继续送管至预测长度，嘱患者头恢复原位（图 4-13（e））	8
	撤出 导入鞘	• 送入预定长度，在导入鞘末端处指压压迫止血并固定导管，拔出导入鞘（图 4-13（f））	2
	撤出导丝	• 轻压穿刺点上方，以保持导管的位置，缓慢将导丝撤出（图 4-13（g））	1
	抽回血 和封管	• 注射器抽回血，连接正压接头，用 20 mL 生理盐水正压封管，脉冲式冲管 • 先预冲肝素帽或正压接头，连接后正压封管。注入封管液，边注射边退针，当封管液推至剩 0.5～1 mL 时，夹闭控制锁，确保导管内全是封管溶液，而不是药液或血液	4
	撤洞巾	• 撤去洞巾	2
	固定整理	• 确认导管通畅后，用 75％乙醇清理干净穿刺点周围血迹，将体外导管放置 S 状妥善固定 • 用无菌小纱布及无菌透明敷料加压覆盖穿刺点。在穿刺点上方放置 2 cm×2 cm 纱布（放置时间为穿刺后 24 h），无张力放置 10 cm×12 cm 无菌透明敷料，敷料下缘对齐思乐扣下缘，放置后先塑形，然后按压整片透明敷料 • 无菌胶布交叉固定连接器和肝素帽 • 必要时行 X 线检查，确认导管尖端位于上腔静脉下 1/3 处或右心房上 2～3 cm	6

续表

项目		技术操作要求	分值
操作程序 （70分）	置管后 输液	• 准备药液（同静脉输液法），撕开无菌敷料垫于肝素帽下，消毒肝素帽数次，连接输液头皮针输液 • 加强巡视，观察穿刺部位有无红肿压痛等异常，滴注是否通畅，生命体征是否平稳，患者有无不适	4
	操作后 处理	• 核对患者信息，脱手套，协助患者穿好上衣，安置舒适体位，护理人员洗手，摘口罩 • 在透明敷料上注明导管的种类、规格、置管深度、日期和时间、操作者姓名 • 整理用物，垃圾分类处理，钢针及导丝放入利器盒 • 向患者及家属交代注意事项	4
整体评价 （10分）		• 程序正确，动作规范，操作熟练 • 达到操作目的，患者安全，无不良反应 • 严格执行无菌操作原则，保证输液安全 • 查对严格，剂量准确，患者痛感较小，对操作满意 • 态度严谨、和蔼，与患者沟通良好，适时开展健康教育	10
总分			100

【注意事项】

1. 严格执行无菌操作原则，预防并发症；严格执行查对制度，防止发生差错。

2. 穿刺前应当了解患者静脉情况，避免在瘢痕及静脉瓣处穿刺；穿刺时应注意避免穿刺过深而损伤神经，避免穿刺进入动脉，避免损伤静脉内膜、外膜；穿刺后应对有出血倾向的患者进行加压止血。

3. 测量上臂围时手臂外展90°，选择穿刺点上 10 cm 处测量。穿刺前测量数据作为基础数据，穿刺后定期测量，与之对照。臂围周长增加 2 cm 或以上是发生血栓的早期表现，应引起注意。

4. 送管时遇到阻力，表明静脉有阻塞或导管位置有误，不可强行送管。

5. 导管插入长度合适，以导管末端置于上腔静脉的下 1/3 与右心房连接处为宜，解剖位置在第 4～6 胸椎水平。插入过深，导管末端进入右心房可引起心律失常、心肌损伤、心脏压塞等。

6. 严禁用小于 10 mL 的注射器冲管及静脉推注，防止导管破裂。

7. 输入化疗药物等刺激性较强的药物前后应以生理盐水冲管。

8. PICC 导管可以进行常规加压输液或输液泵给药，但是不能用于高压注射泵推造影剂等。尽量避免在置管侧肢体测量血压。

【PICC 维护】

1. 更换输液接头。护士洗手至少 15 s，戴口罩。按无菌方式打开中心静脉留置换药包，建立无菌区，戴无菌手套。臂下铺治疗巾，用酒精清洁敷料边缘外皮肤，酒精消毒输液接头接口 3 遍，安装 10 mL 生理盐水注射器，抽回血，脉冲式冲洗导管。取下使用中的输液接头，用酒精消毒接口处，连接新的输液接头并用 10 mL 肝素盐水正压方式封管，夹闭输液接头上的小卡子拧紧输液接头，用抗过敏胶布固定。

2. 更换敷料。护士洗手至少 15 s，戴口罩。观察穿刺点有无红肿、渗血、渗液，观察上臂皮肤状况，观察导管体外留置长度。取无菌铺巾垫于手臂下方，撕除旧敷料时应注意顺着导管置管方向，尽可能 0°或 180°顺导管方向撕除，以避免将导管带出或损伤皮肤。再次洗手，先酒

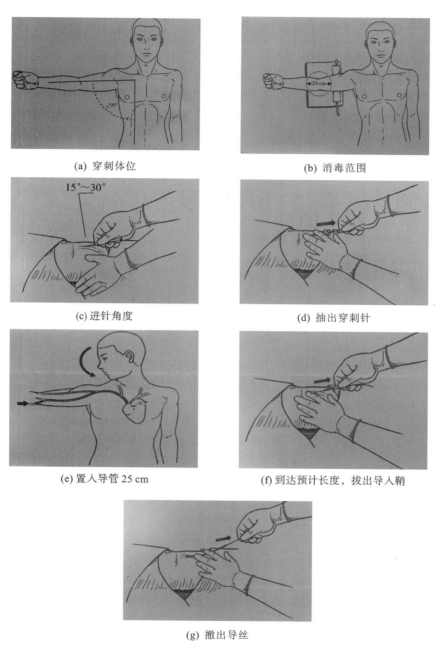

(a) 穿刺体位

(b) 消毒范围

(c) 进针角度

(d) 抽出穿刺针

(e) 置入导管 25 cm

(f) 到达预计长度，拔出导入鞘

(g) 撤出导丝

图 4-13 经外周置入中心静脉输液法

精棉棒消毒皮肤，以穿刺点为中心由内向外消毒皮肤 3 遍，以 PICC 穿刺点为中心，上下 10 cm，两侧至臂缘，待干。注意不要用酒精消毒穿刺点。再用氯己定棉棒由内向外螺旋式消毒皮肤 3 遍，以 PICC 穿刺点为中心，上下 10 cm，两侧至臂缘，待干。氯己定消毒范围小于酒精消毒范围（在穿刺点部位停顿 15 s）。先用胶布粘贴于导管固定翼，将无菌敷料中央正对穿刺点，轻捏导管部分将导管有效塑形后由内向外轻轻按压整片敷料，使敷料与皮肤充分接触，撕除边框移形纸时边揭除边由内向外抚压，再用胶带交叉固定导管。脱去手套，洗手，记录穿刺者姓名、日期、穿刺长度，臂围的胶布粘于透明敷料下方边缘。取出酒精棉片，充分包裹接头，螺旋式用力摩擦至少 15 s，最后可用无菌小方纱包裹接头，用高举平台法固定延长管。再次核对患者信息，整理用物，洗手后书写 PICC 维护记录单。

Note

【健康教育】

1. 置管后 24 h 更换敷料,以后每周更换 1～2 次,治疗期间每日输液后以脉冲方法冲管并正压封管,治疗间歇期每 7 天维护 1 次。

2. 保持 PICC 导管的局部清洁、干燥,避免牵拉和大幅度运动,要求家属及患者共同监督执行。

3. 留置 PICC 不影响患者从事一般性工作,如家务劳动、体育锻炼,但需避免留置 PICC 一侧手臂提过重的物品和穿紧袖衣服。禁用该侧手臂做引体向上、托举哑铃等持重动作及抢、甩等大幅度动作,避免游泳等会浸泡到无菌区的运动。

4. 携带此导管的患者可以淋浴,但应避免盆浴。淋浴前用塑料保鲜膜在肘弯处缠绕 2～3 圈,上下边缘用胶布贴紧,淋浴后检查敷料有无浸水,如有浸水应及时更换敷料。

5. 教会患者观察穿刺点周围有无发红、疼痛、肿胀、功能障碍、脓性分泌物,导管有无回血、有无脱出等现象,如有异常应及时到医院就诊。

6. 夏季高温,有些患者出汗多,如敷料有汗液、卷曲、松动或置管部位的透明敷料有渗血、渗液、被水淋湿,则应重新消毒并更换透明敷料。

相关知识链接

完全植入式静脉输液港

完全植入式静脉输液港(totally implantable venous access ports,TIVAP,又称化疗泵)是一种可植入皮下长期留置在体内的静脉输液装置,包括尖端位于上腔静脉的导管部分及埋在皮下的注射座,使用期长达 8～10 年,用于各种高浓度化学药物、完全肠外营养液的输注及输血,血标本的采集等,可减少反复静脉穿刺的痛苦和难度,防止刺激性药物对外周静脉的损伤,同时患者日常活动不受限,无须换药,可以沐浴,可提高患者生活质量。但维护或管理不当会引起导管相关并发症的发生。输液港并发症包括植入相关并发症和导管留置并发症。

超声引导下微插管技术

超声引导下微插管技术(图 4-14)是借助于血管超声引导置入 PICC 导管的技术,它能使操作者很清楚地观察到血管状态,避开静脉瓣和分支,能评估血管走形中不可预知的管腔狭窄等,解决了血管条件差患者的穿刺难题,扩大了 PICC 的应用范围,同时置管后超声检查,能及时纠正异位。目前在临床上广为使用,它的好处在于明确大静脉血管后,沿血管走向超声可测量其血流速度、血管曲直、血管距皮肤的距离。明确备选血管壁的厚度、血管内膜是否光滑,测量血管内径,检查预置血管周围有无伴

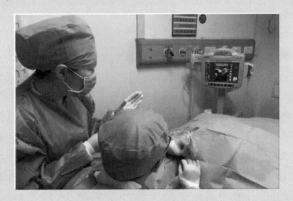

图 4-14 超声引导下微插管技术

行血管及血管分支情况、血管内有无栓塞等,以确定预置血管并依此选择 PICC 导管的规格、种类。同时置管过程中探头垂直于目标血管,并使其显像于超声仪屏幕上,可以一边看着超声仪屏幕,一边用手缓慢穿刺,当针触到目标血管时,可以在屏幕上看到针尖挤压血管上壁,一旦针尖刺破血管,血管壁会恢复到原来的状态,观察针鞘中的回血,判断是否准确刺入静脉而非动脉,大大提高了 PICC 盲穿置管法的穿刺成功率,降低了血管相关性感染的发生。

(赵思宇)

Note

实训五　各种置管患者护理技术

各种置管患者护理技术,包括:鼻饲法、灌肠法、氧气吸入法、吸痰法、导尿术、洗胃术、"T"形管护理技术、胸腔闭式引流护理技术。通过以人的健康为中心的护理模式,达到促进健康、恢复健康、减轻痛苦、协助病情诊断的作用。

任务一　鼻饲护理

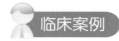临床案例

患者,男,30岁。因舌癌做了口腔手术,术后七天不能进食,请问如何保证该患者的营养?

【活动分析】
1. 患者因口腔手术不能经口进食,为保证患者营养,护士应为患者实施鼻饲护理。
2. 严格执行正规操作流程,与患者沟通,注意观察患者的情况。

【实训目标】
知识目标:掌握鼻饲护理的目的及注意事项。
能力目标:能按护理程序要求,规范熟练地进行鼻饲护理。
素质目标:养成良好的职业素养,并在操作中体现人文关怀。

【操作目的】
1. 维持营养:给不能经口进食的患者供给营养液,以维持患者的营养。
2. 满足治疗:从胃管供给药物以满足患者治疗的需要。

【用物准备】
一次性鼻饲包(治疗碗、鼻胃管、压舌板、血管钳、镊子、纱布数块、液体石蜡棉球、治疗巾、弯盘)、50 mL注射器、棉签、胶布、橡皮圈、安全别针、温开水、鼻饲饮食200 mL、一次性乳胶手套、听诊器、温度计、手电筒、生活垃圾桶、医疗废物桶、清洁小抹布、快速手消毒液。

【操作流程及考核评分标准】
鼻饲护理的操作流程及考核评分标准见表5-1。

表5-1　鼻饲护理的操作流程及考核评分标准

项目	技术操作要求	分值
操作准备 (10分)	• 护士准备:衣帽整洁,洗手,戴口罩	2
	• 用物准备:见本任务下的【用物准备】	5
	• 患者准备:患者了解此次操作的目的、方法和配合要点,学会深呼吸、吞咽动作	2
	• 环境准备:环境整洁、安静、舒适、安全、无异味、符合操作要求	1

Note

续表

项目	技术操作要求	分值
评估 (10分)	• 患者的病情、意识状态、营养状况、鼻腔情况、心理合作程度	5
	• 向患者解释鼻饲法的目的和操作方法,以取得患者的配合	5
操作程序 (70分)	• 核对医嘱	2
	• 核对并评估患者	2
	• 洗手,戴口罩,准备用物	2
	• 携用物至患者床旁,再次核对	2
	• 备胶布,协助患者取合适体位:清醒者取半卧位或坐位,头偏向一侧;无法坐起者取右 侧卧位;昏迷者取去枕平卧位(图5-1)	2
	• 颌下铺治疗巾、置弯盘	2
	• 检查并清洁鼻腔	2
	• 戴手套,检查胃管是否通畅,润滑胃管前端	3
	• 测量插管长度:左手持纱布托住胃管,右手持镊子夹住胃管前端,测量长度,①前额发 际到剑突的距离;②耳垂到鼻尖再到剑突的距离。成人45~55 cm,婴幼儿14~ 18 cm	3
	• 插管:左手持纱布托住胃管,右手持镊子夹住胃管前端沿一侧鼻孔轻轻插入,到咽部 10~15 cm,嘱患者做吞咽动作,顺势插到测量长度,初步固定	8
	• 至少用两种方法判断胃管的位置:①看,将胃管末端置于水杯中,无气体逸出;②抽, 用注射器抽吸出有胃液;③听,用注射器注入10 mL空气,用听诊器在胃部听气过水 声。若胃管有导丝,应抽出导丝	4
	• 妥善固定	2
	• 鼻饲:先注入20 mL温开水,再注入流质或药物(量200~300 mL,温度38~40 ℃), 最后用20 mL温开水冲洗胃管。饲食间歇期,应关闭胃管末端,以防胃胀气	8
	• 妥善固定胃管末端,取弯盘及治疗巾,脱手套,再次核对	4
	• 粘贴管道标识,挂饮食牌及防管道滑脱标识,宣传教育	6
	• 整理床单位,询问患者需求	1
	• 处理用物	1
	• 洗手,摘口罩	1
	• 记录	1
	拔管 • 用物齐全:纱布数个、弯盘、一次性乳胶手套	2
	拔管 • 核对确认患者,告知拔管原因,患者愿意接受拔管并知道如何配合	3
	拔管 • 动作轻柔,拭去胶布痕迹	1
	拔管 • 反折胃管后嘱患者深呼吸,并在呼气时一次完成拔管	3
	拔管 • 清洁患者面部,撤去治疗巾,协助患者取舒适卧位,整理床单位,清理用物	3
	拔管 • 洗手,记录拔管时间,按要求处理用物	2
整体评价 (10分)	• 动作轻柔,操作熟练、安全、顺利,确保胃管插入胃内 • 坚持无菌操作原则,沟通有效 • 操作时间不超过13 min	10
总分		100

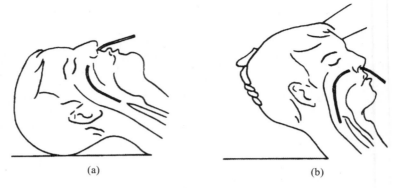

(a)   (b)

图 5-1　昏迷患者插胃管方法

【注意事项】

1. 插管时动作轻柔,避免损伤黏膜。
2. 插管过程中注意观察患者的反应,根据不同情况,做出正确处理。
3. 每次进食前应证实胃管是否在胃内。
4. 鼻饲量应遵医嘱,每次的鼻饲量不超过 200 mL,间隔时间不少于 2 h。
5. 鼻饲液的温度应为 38~40 ℃。
6. 长期鼻饲者,应每天进行口腔护理。普通胃管每周更换,硅胶鼻饲管可酌情延长更换时间。

相关知识链接

鼻饲护理的并发症的预防及处理

　　插管前要认真评估心肺功能,对生命体征不稳定、生命垂危的患者应避免插管,防止意外发生。如因病情需要必须插管者,要在医生指导下进行。操作前备好抢救用物。插管过程中误吸发生后立即停止鼻饲,取头低右侧卧位,立即吸除气管内吸入物,气管切开者可经气管套管内吸引。有肺部感染迹象者及时运用抗生素。

(杨茜茜)

任务二　灌　肠　法

　　灌肠法(enema)是指通过将一定量的液体由肛门经直肠灌入结肠,以帮助患者清洁肠道、排便、排气,或经肠道给药,达到缓解症状、协助诊断和治疗疾病的一种治疗方法。灌肠法可分为保留灌肠和不保留灌肠。按照灌入液体量,不保留灌肠分为大量不保留灌肠和小量不保留灌肠,反复使用大量不保留灌肠则为清洁灌肠,能够达到清洁肠道的目的。

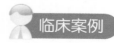

　　患者,男,45 岁。因腹胀、腹痛就医,主诉因工作时间紧张及压力较大,长期出现排便困难现象,最近一周未排便,腹胀难忍前来就医。医生触诊腹部有包块,且腹肌紧张,应如何进行治疗?

【活动分析】

1. 患者一周未排便且腹部有包块诊断为"便秘"。
2. 应遵医嘱实施大量不保留灌肠。

【实训目标】

知识目标：掌握灌肠法的目的及注意事项。

能力目标：能按护理程序要求,规范熟练地实施灌肠法。

素质目标：养成良好的职业素养,并在操作过程中保证患者的安全舒适。

技能一 大量不保留灌肠法

【操作目的】

1. 软化粪便,解除便秘及肠胀气。
2. 清洁肠道,为肠道手术、检查或分娩做准备。
3. 稀释并清除肠道内有害物质,减轻中毒。
4. 为高热患者降温。

【用物准备】

治疗车：一次性灌肠包(内含灌肠袋(图 5-2)、引流管、肛管(图 5-3)1 套,洞巾,垫巾,软肥皂,纸巾,一次性手套),医嘱执行本,弯盘,水温计,便盆,便巾,生活垃圾桶,医疗废物桶,快速手消毒液。

灌肠液：常用 0.1%～0.2%肥皂水或生理盐水。成人每次灌肠溶液体积为 500～1000 mL,小儿为 200～500 mL。灌肠液温度一般为 39～41 ℃,降温时温度为 28～32 ℃,中暑时温度为 4 ℃。

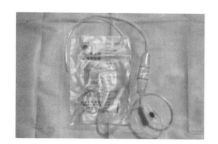

图 5-2 灌肠袋

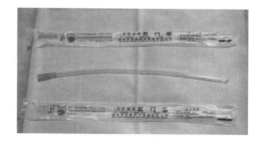

图 5-3 肛管

【操作流程及考核评分标准】

大量不保留灌肠法的操作流程及考核评分标准见表 5-2。

表 5-2 大量不保留灌肠法的操作流程及考核评分标准

项目	技术操作要求	分值
操作准备 (10 分)	• 护士准备：衣帽整洁、指甲已修剪	2
	• 用物准备：见本技能下的【用物准备】	4
	• 患者准备：了解灌肠的目的、方法和注意事项,并配合操作,排尿	2
	• 环境准备：酌情关闭门窗,屏风遮挡患者。调节室温至适宜,光线充足或有足够的照明	2
评估 (10 分)	• 病室环境：室内温、湿度适宜,环境安全、整洁	4
	• 患者：年龄、病情、意识状态、治疗情况,有无配合能力及心理状态；患者知情同意,注意保护患者隐私	6

Note

续表

项目	技术操作要求	分值
操作程序 （70分）	• 取下手表,洗手,戴口罩	2
	• 携用物至床旁,核对患者床号、姓名,向患者解释操作目的;关闭门窗,屏风遮挡保护患者隐私	4
	• 取左侧卧位,双膝屈曲,脱裤至膝部,协助患者将臀部移至床边	5
	• 检查灌肠包并打开;取出垫巾并铺于患者臀下,洞巾铺在患者臀部,暴露肛门,弯盘置于患者臀部旁边,纱布(纸巾)放治疗巾上	10
	• 取出灌肠袋,关闭引流管上的开关,将灌肠液倒入灌肠袋内,测量温度(39~41 ℃),灌肠袋挂于输液架上,袋内液面高于肛门40~60 cm(图5-4)	15
	• 戴上一次性手套,润滑肛管前端,排尽管内气体,关闭开关	5
	• 一手垫卫生纸分开臀部,暴露肛门口,嘱患者深呼吸,一手将肛管轻轻插入直肠7~10 cm,并固定肛管	10
	• 打开开关,使液体缓缓流入,灌入液体过程中,密切观察灌肠袋内液面下降速度和患者的情况	5
	• 灌肠液即将流尽时关闭开关,用卫生纸包裹肛管轻轻拔出,弃于医疗废物桶内,擦净肛门,脱下手套,消毒双手	3
	• 协助患者取舒适卧位,嘱其尽量保留5~10 min后再排便	3
	• 协助能下床的患者去卫生间排便;对不能下床的患者,给予便盆,将卫生纸、呼叫器置于易取处	2
	• 整理用物,整理床单位,开窗通风	2
	• 洗手,记录	4
整体评价 （10分）	• 程序正确,动作规范,操作熟练 • 操作过程中注意观察患者情况,注意保护患者隐私 • 操作时间不超过8 min	10
总分		100

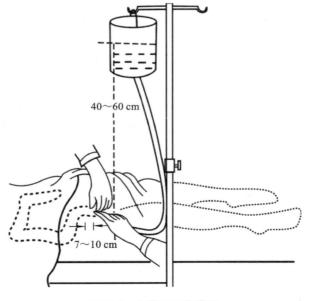

图5-4 大量不保留灌肠

【注意事项】

1. 急腹症、严重心血管疾病等患者及妊娠期妇女禁止灌肠。

2. 伤寒患者灌肠溶液体积不得超过 500 mL,压力要低(灌肠液液面不得高于肛门 30 cm)。

3. 为肝性脑病患者灌肠时禁用肥皂水,以减少氨的产生和吸收;充血性心力衰竭和水钠潴留患者禁用 0.9% 氯化钠溶液。

4. 准确掌握灌肠溶液的温度、浓度、流速、压力和灌入溶液的量。

5. 灌肠过程中,患者如有腹胀或便意时,应嘱患者深呼吸,以减轻不适。

6. 灌肠过程中随时注意观察患者的病情变化,如发现脉速、面色苍白、出冷汗、剧烈腹痛、心慌气急时,应立即停止灌肠并及时与医生联系,采取急救措施。

(王　玥)

技能二　小量不保留灌肠法

【操作目的】

1. 软化粪便,解除便秘。

2. 排除肠道内的气体,减轻腹胀。

【用物准备】

一次性灌肠包(也可以用注洗器、量杯、肛管、温开水 5～10 mL、止血钳、一次性垫巾或橡胶单、治疗巾、手套、润滑剂、卫生纸),医嘱执行本,弯盘,水温计,洗手液,遵医嘱准备灌肠溶液。便盆,便巾,生活垃圾桶、医疗废物桶、快速手消毒液。

灌肠液:"1、2、3"溶液(50% 硫酸镁 30 mL,甘油 60 mL,温开水 90 mL);甘油 50 mL 加等量温开水;各种植物油 120～180 mL。溶液温度为 38 ℃。

【操作流程及考核评分标准】

小量不保留灌肠法的操作流程及考核评分标准见表 5-3。

表 5-3　小量不保留灌肠法的操作流程及考核评分标准

项目	技术操作要求	分值
操作准备 (10分)	• 护士准备:衣帽整洁、指甲已修剪	2
	• 用物准备:见本技能下的【用物准备】	4
	• 患者准备:了解灌肠的目的、方法和注意事项,并配合操作,排尿	2
	• 环境准备:酌情关闭门窗,屏风遮挡患者。调节室温至适宜,光线充足或有足够的照明	2
评估 (10分)	• 病室环境:室内温、湿度适宜,环境安全、整洁	4
	• 患者:年龄、病情、意识状态、治疗情况,有无配合能力及心理状态;患者知情同意,注意保护患者隐私	6
操作程序 (70分)	• 取下手表,洗手,戴口罩	2
	• 携用物至床旁,核对患者床号、姓名,向患者解释操作目的;关闭门窗,屏风遮挡,保护患者隐私	4
	• 取左侧卧位,双膝屈曲,脱裤至膝部,协助患者将臀部移至床边	5
	• 检查灌肠包并打开;取出垫巾并铺于患者臀下,洞巾铺在患者臀部,暴露肛门,弯盘置于患者臀部旁边,纱布(纸巾)放治疗巾上	10
	• 取出灌肠袋,关闭引流管上的开关,将灌肠液倒入灌肠袋内,测量温度应为 38 ℃,灌肠袋挂于输液架上,袋内液面不得高于肛门 30 cm(图 5-5)	15

Note

·护理综合技能实训·

续表

项目	技术操作要求	分值
操作程序 (70分)	•戴一次性手套,润滑肛管前端,排尽管内气体,关闭开关	5
	•一手垫卫生纸分开臀部,暴露肛门口,嘱患者深呼吸,一手将肛管轻轻插入直肠7～10 cm,并固定肛管	10
	•打开开关,使液体缓缓流入,灌入液体过程中,密切观察灌肠袋内液面下降速度和患者的情况	5
	•灌肠液即将流尽时关闭开关,用卫生纸包裹肛管轻轻拔出,弃于医疗废物桶内,擦净肛门,脱下手套,消毒双手	3
	•协助患者取舒适卧位,嘱其尽量保留10～20 min后再排便	3
	•协助能下床的患者去卫生间排便;对不能下床的患者,给予便盆,将卫生纸、呼叫器置于易取处	2
	•整理用物,整理床单位,开窗通风	2
	•洗手,记录	4
整体评价 (10分)	•程序正确,动作规范,操作熟练 •操作过程中注意观察患者情况,注意保护患者隐私 •操作时间不超过8 min	10
总分		100

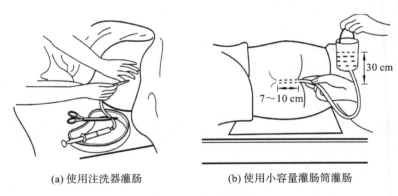

(a) 使用注洗器灌肠　　　　　　(b) 使用小容量灌肠筒灌肠

图 5-5　小量不保留灌肠

【注意事项】

1. 灌肠时插管深度为7～10 cm,压力宜低,灌肠液注入的速度不得过快。

2. 每次抽吸灌肠液时应夹紧肛管末端,防止空气进入引起腹胀。

技能三　保留灌肠法

【操作目的】

1. 镇静、催眠。

2. 治疗肠道感染。

【用物准备】

治疗车:注洗器,治疗碗(内盛遵医嘱备的灌肠液),肛管(20号以下),温开水5～10 mL,止血钳,润滑剂,棉签,手套,弯盘,卫生纸,橡胶单或塑料单,治疗巾,小垫枕,便盆,便巾,生活垃圾桶,医疗废物桶,快速手消毒液。

Note

灌肠液:药物及剂量遵医嘱准备,灌肠溶液量不超过 200 mL,溶液温度应为 38 ℃。镇静、催眠用 10% 水合氯醛,剂量按医嘱准备;抗肠道感染用 2% 小檗碱、0.5%～1% 新霉素或其他抗生素溶液。

【操作流程及考核评分标准】

保留灌肠法的操作流程及考核评分标准见表 5-4。

表 5-4　保留灌肠法的操作流程及考核评分标准

项目	技术操作要求	分值
操作准备 (10 分)	• 护士准备:衣帽整洁、指甲已修剪	2
	• 用物准备:见本技能下的【用物准备】	4
	• 患者准备:了解灌肠的目的、方法和注意事项,并配合操作,排尿	2
	• 环境准备:酌情关闭门窗,屏风遮挡患者。调节室温至适宜,光线充足或有足够的照明	2
评估 (10 分)	• 病室环境:室内温、湿度适宜,环境安全、整洁	4
	• 患者:年龄、病情、意识状态、治疗情况,有无配合能力及心理状态;患者知情同意,注意保护患者隐私	6
操作程序 (70 分)	• 取下手表,洗手,戴口罩	2
	• 携用物至床旁,核对患者床号、姓名,向患者解释操作目的;关闭门窗,屏风遮挡,保护患者隐私;嘱患者排尿、排便	4
	• 协助患者脱裤至膝部,双腿屈膝,臀部移至床边(根据病情选择不同卧位),用小垫枕将臀部抬高 10 cm。将橡胶单和治疗巾或一次性尿布垫于臀下,弯盘置臀边	10
	• 用注洗器抽吸药液,戴一次性手套	10
	• 连接肛管,润滑肛管前端,排尽管内气体,用血管钳夹紧肛管	15
	• 轻轻插入肛管 15～20 cm,固定肛管,松开血管钳,缓缓注入药液,反复吸药、注药,直至药液全部注入(图 5-6)	10
	• 注入温开水 5～10 mL,抬高肛管末端	6
	• 拔管后用卫生纸在患者肛门处轻轻按揉,协助取舒适卧位,脱手套,消毒双手	3
	• 嘱患者尽可能保留药液在体内 1 h 以上	4
	• 整理用物,整理床单位,开窗通风	2
	• 观察患者反应,洗手,记录	4
整体评价 (10 分)	• 程序正确,动作规范,操作熟练 • 操作过程中注意观察患者情况,注意保护患者隐私 • 操作时间不超过 8 min	10
总分		100

【注意事项】

1. 保留灌肠前嘱患者排便,肠道排空有利于药液吸收。了解灌肠目的和病变部位,以确定患者的卧位和插入肛管的深度。

2. 保留灌肠时,应选择稍细的肛管并且插入要深,液量不宜过多,压力要低,灌入速度宜慢,以减少刺激,使灌入的药液能保留较长时间,利于肠黏膜吸收。

3. 肛门、直肠、结肠手术的患者及大便失禁的患者,不宜做保留灌肠。

4. 慢性细菌性痢疾,病变部位多在直肠或乙状结肠,应取左侧卧位;阿米巴痢疾病变多在

Note

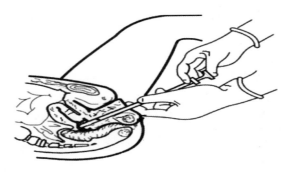

图 5-6　保留灌肠

回盲部,应取右侧卧位,以提高疗效。

相关知识链接

长期便秘的危害

1. 影响面容:便秘患者由于粪块长时间滞留在肠道,异常发酵,腐败后会产生大量有害的毒素,从而引起痤疮、面部色素沉着、皮疹等。

2. 肥胖:毒素会导致大肠水肿,下半身血液循环减慢,从而促成梨形身材及大肚腩。

3. 产生体臭:毒素的聚集可引起口臭和体臭。

4. 影响食欲:便秘会使腹部胀满,导致恶心、厌食。

5. 神经衰弱:有些便秘患者会出现烦躁不安、心神不宁、失眠等症状。

6. 并发症:便秘可能会并发肛肠疾病,如痔疮、肛裂、直肠脱垂等。此外,长期便秘者还易患荨麻疹、哮喘等过敏性疾病及胆结石、头痛以及肩凝症等多种疾病。

7. 诱发癌症:便秘者体内的有害毒素持续刺激肠黏膜,容易导致大肠癌,此外还有可能诱发乳腺癌。

8. 某些急性心脑血管疾病的致死诱因:高血压、冠心病等心血管疾病患者一旦便秘,在用力排便时容易使血压急剧上升,造成中风甚至猝死。

任务三　导尿患者的护理

临床案例

患者,男,73 岁。截瘫,卧床 6 年,因坠积性肺炎收入院,无法自行排尿。医嘱:导尿并留置导尿管。责任护士该如何执行操作?

【活动分析】

1. 患者因无法自行排尿,责任护士应遵医嘱实施留置导尿技术。

2. 严格执行正规操作流程,与患者沟通,注意观察患者情况。

【实训目标】

知识目标:掌握导尿患者护理的目的及注意事项。

Note

能力目标:能按护理程序要求,规范熟练地为患者实施导尿护理。

素质目标:养成良好的职业素养,并在操作中贯彻执行安全、节力、高效原则。

技能一　女性患者导尿技术

【操作目的】

1. 为尿潴留患者引出尿液,减轻痛苦。

2. 协助临床诊断:留尿做细菌培养,测定残余尿量、膀胱容量及膀胱测压,进行尿道或膀胱造影等。

3. 为膀胱肿瘤患者进行膀胱化疗。

【用物准备】

一次性无菌导尿包(碘伏棉球 2 包、一次性乳胶手套 3 双、导尿管 1 根、纱布数块、集尿袋、弯盘 2 个、治疗碗 2 个、5 mL 注射器、液体石蜡棉球、镊子 2 把、血管钳 2 把、标本瓶、洞巾、治疗巾)、一次性尿袋、快速手消毒液、生活垃圾桶、医疗废物桶、消毒溶液、治疗车、一次性治疗巾、便盆及纸巾、屏风。

【操作流程及考核评分标准】

女性患者导尿技术的操作流程及考核评分标准见表 5-5。

表 5-5　女性患者导尿技术的操作流程及考核评分标准

项目	技术操作要求	分值
操作准备 (10分)	• 护士准备:衣帽整洁,洗手,戴口罩	2
	• 用物准备:见本技能下的【用物准备】	5
	• 患者准备:患者和家属了解导尿的意义、过程和注意事项以及配合要点	2
	• 环境准备:酌情关闭门窗,用屏风遮挡	1
评估 (10分)	• 了解病情、膀胱充盈度及会阴部皮肤黏膜状况	4
	• 了解患者自理能力、耐受力及合作程度	2
	• 向患者解释方法并请患者配合,语言文明	4
操作程序 (70分)	• 双人核对医嘱	2
	• 洗手,评估病室环境,核对患者,并向患者及家属说明目的,做好解释,取得配合	4
	• 嘱患者清洗外阴,必要时给予协助	1
	• 取下手表,洗手,戴口罩	2
	• 准备用物,按顺序将用物摆放到治疗车上	2
	• 推车至床旁,再次核对	2
	• 关闭门窗,用屏风遮挡	1
	• 移床旁桌椅于操作的同侧床尾,便盆放于右侧病床下	1
	• 松开床尾盖被,协助患者脱去对侧裤腿,盖在近侧腿部,对侧用盖被遮盖,患者取仰卧屈膝位,两腿略外展,暴露外阴	4
	• 将一次性治疗巾垫于患者臀下	1
	• 将弯盘置于外阴旁,治疗碗放在弯盘后	2
	• 左手戴手套,右手持止血钳夹消毒棉球依次消毒阴阜、对侧大阴唇、近侧大阴唇,左手分开大阴唇,依次消毒对侧大小阴唇之间、近侧大小阴唇之间、对侧小阴唇、近侧小阴唇、尿道口(从上至下)	6

续表

项目	技术操作要求	分值
操作程序 (70分)	• 脱手套,将弯盘及治疗碗放于床尾	2
	• 在患者两腿之间,打开无菌导尿包,戴无菌手套,铺无菌洞巾,使洞巾和包布内层形成无菌区	6
	• 检查导尿管是否完好	2
	• 用液体石蜡棉球润滑导尿管前端,按使用顺序排列好用物	2
	• 左手拇指食指分开固定小阴唇,手持血管钳夹取消毒棉球,由内向外、自上而下分别消毒尿道口、两侧小阴唇,再次消毒尿道口至肛门,污棉球放床尾弯盘内	6
	• 左手继续固定小阴唇,右手将治疗碗移至洞巾旁,嘱患者张口呼吸,用另一止血钳夹持导尿管插入尿道 4~6 cm,见尿液流出再插进 1~2 cm(图 5-7)	6
	• 如需做尿培养,打开标本瓶,留取中段尿液 5 mL	2
	• 止血钳夹闭导尿管末端(或关闭导尿管开关),连接一次性集尿袋后打开开关	2
	• 导尿管气囊内注入 5~10 mL 生理盐水,确保导尿管固定妥当	3
	• 如不需保留导尿管,导尿毕,轻轻拔出导尿管	2
	• 撤下洞巾,擦净外阴,脱手套,撤去用物,撤出患者臀下的治疗巾,固定集尿袋于床旁	3
	• 协助患者穿裤,取舒适体位,观察患者反应及尿液引流情况	3
	• 整理床单位,尿标本贴签送检	3
整体评价 (10 分)	• 程序正确,动作规范,操作熟练 • 明确无菌区与非无菌区 • 操作时间不超过 15 min	10
总分		100

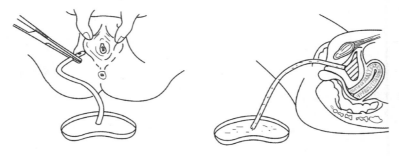

图 5-7　女性导尿位置和深度

【注意事项】

1. 注意严格执行无菌操作。

2. 选择光滑和粗细适宜的导尿管,插管动作应轻、慢,以免损伤尿道黏膜。

3. 导尿管如误入阴道,应更换导尿管后重新插入。

4. 对于膀胱高度膨胀且极度虚弱的患者,第一次放尿不应超过 1000 mL。因大量放尿,可导致腹腔内压力突然降低,大量血液滞留于腹腔血管内,引起血压突然下降,产生虚脱。此外,膀胱突然减压,可引起膀胱黏膜急剧充血和出血,发生血尿。

5. 因女性尿道口回缩,插管时应仔细观察、辨认,避免误入阴道。

6. 注意保护患者隐私,防止患者着凉。

技能二　男性患者导尿技术

【操作目的】

同女性患者导尿技术。

【用物准备】

同女性患者导尿技术。

【操作流程及考核评分标准】

男性患者导尿技术的操作流程及考核评分标准见表 5-6。

表 5-6　男性患者导尿技术的操作流程及考核评分标准

项目	技术操作要求	分值
操作准备 （10分）	• 护士准备：衣帽整洁，洗手，戴口罩	2
	• 用物准备：见本技能下的【用物准备】	5
	• 患者准备：患者和家属了解导尿的意义、过程和注意事项以及配合要点	2
	• 环境准备：酌情关闭门窗，用屏风遮挡	1
评估 （10分）	• 了解病情、膀胱充盈度及会阴部皮肤黏膜状况	4
	• 了解患者自理能力、耐受力及合作程度	2
	• 向患者解释方法并请患者配合，语言文明	4
操作程序 （70分）	• 双人核对医嘱	2
	• 洗手，评估病室环境，核对患者，并向患者及家属说明目的，做好解释，取得配合	4
	• 嘱患者清洗外阴，必要时给予协助	1
	• 取下手表，洗手，戴口罩	2
	• 准备用物，按顺序将用物摆放到治疗车上	2
	• 推车至床旁，再次核对	2
	• 关闭门窗，用屏风遮挡	1
	• 移床旁桌椅于操作的同侧床尾，便盆放于右侧病床下	2
	• 松开床尾盖被，协助患者脱去对侧裤腿，盖在近侧腿部，对侧用盖被遮盖，患者取仰卧屈膝位，两腿略外展，暴露外阴	4
	• 将一次性治疗巾垫于患者臀下	2
	• 将弯盘置于外阴旁，治疗碗放在弯盘后	2
	• 左手戴手套，右手持止血钳夹消毒棉球依次消毒阴阜、阴囊、阴茎，再用无菌纱布裹住阴茎将包皮向后推，暴露尿道口，自尿道口向外向后旋转擦拭，消毒尿道口、龟头及冠状沟数次	5
	• 脱手套，将弯盘及治疗碗放于床尾	2
	• 在患者两腿之间，打开无菌导尿包，戴无菌手套，铺无菌洞巾，使洞巾和包布内层形成无菌区	6
	• 检查并润滑导尿管前端，按使用顺序排列好用物	4
	• 一手用无菌纱布固定阴茎并提起，使之与腹壁成 60°角（图 5-8），将包皮向后推，以暴露尿道口，用消毒液棉球如前面方法消毒尿道口、龟头及冠状沟数次，污染棉球放入床尾弯盘内	7

续表

项目	技术操作要求	分值
操作程序 （70分）	• 将放置导尿管的治疗碗置于洞巾旁，用另一手持导尿管插入尿道 20～22 cm，见尿液流出再插入 1～2 cm，将尿液引流入治疗碗	6
	• 如需做尿培养，打开标本瓶，留取中段尿液 5 mL	2
	• 观察尿液引流情况	2
	• 治疗碗内尿液引流满 2/3 后，可用止血钳夹住导尿管末端，将尿液倒入便盆内	3
	• 撤下洞巾，擦净外阴，脱手套，撤去用物，撤出患者臀下的治疗巾	3
	• 协助患者穿裤，取舒适体位，观察患者反应及尿液引流情况	3
	• 整理床单位，尿标本贴签送检	3
整体评价 （10分）	• 程序正确，动作规范，操作熟练 • 明确无菌区与非无菌区 • 操作时间不超过 15 min	10
总分		100

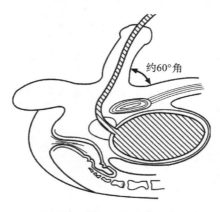

图 5-8　阴茎与腹壁的角度

【注意事项】

1. 注意严格执行无菌操作。

2. 选择光滑和粗细适宜的导尿管，插管动作应轻、慢，以免损伤尿道黏膜。

3. 对于膀胱高度膨胀且极度虚弱的患者，第一次放尿不应超过 1000 mL。因大量放尿，可导致腹腔内压力突然降低，大量血液滞留于腹腔血管内，引起血压突然下降，产生虚脱。此外，膀胱突然减压，可引起膀胱黏膜急剧充血和出血，发生血尿。

4. 注意保护患者隐私，防止患者着凉。

技能三　留置导尿技术

【操作目的】

1. 为尿潴留患者引出尿液，减轻痛苦。

2. 协助临床诊断：留尿做细菌培养；测定残余尿量、膀胱容量及膀胱测压；进行尿道或膀胱造影等。

3. 为膀胱肿瘤患者进行膀胱化疗。

4. 抢救危重患者时正确记录尿量，以便观察患者病情变化。

5. 避免盆腔手术时误伤脏器。

6. 泌尿系统疾病手术后便于引流和冲洗,促进伤口愈合。

7. 为尿失禁和会阴部有伤口的患者引流,保持会阴部清洁干燥,并训练膀胱功能。

【用物准备】

同男性患者导尿术用物(图 5-9),另备双腔气囊导尿管 1 根,10 mL 无菌注射器 1 支,无菌生理盐水 10~40 mL,无菌集尿袋 1 只,橡皮圈 1 只,安全别针 1 个,快速手消毒液,橡胶单、中单各 1 条。

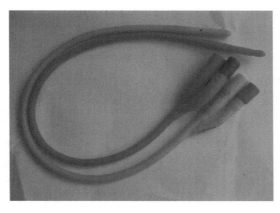

图 5-9 一次性导尿管

【操作流程及考核评分标准】

男性患者留置导尿的操作流程及考核评分标准见表 5-7。

表 5-7 男性患者留置导尿的操作流程及考核评分标准

项目	技术操作要求	分值
操作准备 (10分)	• 护士准备:衣帽整洁,洗手,戴口罩	2
	• 用物准备:见本技能下的【用物准备】	5
	• 患者准备:患者和家属了解导尿的意义、过程和注意事项以及配合要点	2
	• 环境准备:酌情关闭门窗,用屏风遮挡	1
评估 (10分)	• 了解病情、膀胱充盈度及会阴部皮肤黏膜状况	4
	• 了解患者自理能力、耐受力及合作程度	2
	• 向患者解释方法并请患者配合,语言文明	4
操作程序 (70分)	• 双人核对医嘱	2
	• 洗手,评估病室环境,核对患者,并向患者及家属说明目的,做好解释,取得配合	4
	• 嘱患者清洗外阴,必要时给予协助	1
	• 取下手表,洗手,戴口罩	2
	• 准备用物,按顺序将用物摆放到治疗车上	2
	• 推车至床旁,再次核对	2
	• 关闭门窗,用屏风遮挡	1
	• 移床旁桌椅于操作的同侧床尾,便盆放于右侧病床下	2
	• 松开床尾盖被,协助患者脱去对侧裤腿,盖在近侧腿部,对侧用盖被遮盖,患者取仰卧屈膝位,两腿略外展,暴露外阴	4
	• 将一次性治疗巾垫于患者臀下	2

81

续表

项目	技术操作要求	分值
操作程序 （70 分）	• 将弯盘置于外阴旁，治疗碗放在弯盘后	2
	• 左手戴手套，右手持止血钳夹消毒棉球依次消毒阴阜、阴囊、阴茎，再用无菌纱布裹住阴茎将包皮向后推，暴露尿道口，自尿道口向外向后旋转擦拭消毒尿道口、龟头及冠状沟数次	5
	• 脱手套，将弯盘及治疗碗放于床尾	2
	• 在患者两腿之间，打开无菌导尿包，戴无菌手套，铺无菌洞巾，使洞巾和包布内层形成无菌区	6
	• 检查并润滑导尿管前端，按使用顺序排列好用物	4
	• 用无菌纱布裹住阴茎并提起，使之与腹壁成 60°角，将包皮向后推，以暴露尿道口，用消毒液棉球如前面方法消毒尿道口、龟头及冠状沟数次，污染棉球放入床尾弯盘内	7
	• 将放置导尿管的弯盘置于洞巾旁，用止血钳夹持导尿管插入尿道 20～22 cm，见尿液流出再插入 7～10 cm，给水囊注生理盐水 15～20 mL，向外轻拉导尿管，以确保固定（图 5-10），将尿液引流入治疗碗	6
	• 如需做尿培养，打开标本瓶，留取中段尿液 5 mL	3
	• 止血钳夹闭导尿管末端（或关闭导尿管开关），连接一次性集尿袋后打开导尿管开关	2
	• 撤下洞巾，擦净外阴，脱去手套，置导尿包内，撤去用物，撤出患者臀下的橡胶单、治疗巾，固定集尿袋于床旁（图 5-11）	5
	• 协助患者穿裤，取舒适体位，观察患者反应及尿液引流情况	3
	• 整理床单位，尿标本贴签送检	3
整体评价 （10 分）	• 程序正确，动作规范，操作熟练 • 明确无菌区与非无菌区 • 操作时间不超过 15 min	10
总分		100

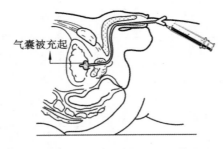

图 5-10　打气囊，固定导尿管

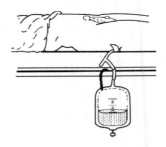

图 5-11　集尿袋固定于床旁

【注意事项】

1. 注意严格执行无菌操作，防止泌尿系统感染。

2. 选择光滑和粗细适宜的导尿管，插管动作应轻、慢，以免损伤尿道黏膜。

3. 引流管要留出足够的长度，防止因翻身牵拉使尿管滑出。

4. 引流管及集尿袋均不可高于耻骨联合，防止逆行感染。

5. 保持尿道口清洁，每日用消毒棉球清洁尿道口 2 次，每日定时更换集尿袋，每周更换导尿管 1 次。

相关知识链接

男性尿道生理性弯曲

男性尿道有三个弯曲,分别是尿道内口、膜部和尿道外口。前两个弯曲分别位于耻骨联合下方(相当于膜部和海绵体部起始段,凹向上)和耻骨联合前下方(相当于阴茎根与体之间,凹向下),后一个弯曲当阴茎向上提起时消失,所以临床上做导尿或尿道扩张时,首先上提阴茎,使此弯曲消失以利插管。

（王 玥）

任务四 氧气吸入法

鼻导管氧气吸入法

氧气是生命活动所必需的物质,一旦发生缺氧,组织得不到足够的氧或不能充分利用氧,组织的代谢、功能甚至形态结构都发生异常改变。氧气吸入法是指通过给氧,提高人体的动脉血氧分压和动脉血氧饱和度,增加动脉血的氧含量,达到纠正各种原因造成的缺氧状态,促进组织的新陈代谢,维持机体生命活动的一种治疗方法。临床上,病房常用的给氧设备有氧气筒和中心供氧装置两种。

临床案例

张先生,50 岁。突然自觉呼吸困难、胸闷不适,嘴唇青紫,检查结果显示:动脉血氧分压为 40 mmHg,动脉血氧饱和度为 65%。护士应如何进行护理?

【活动分析】

患者发生缺氧,应给予吸氧护理。

【实训目标】

知识目标:掌握鼻导管氧气吸入的目的及注意事项。

能力目标:能按护理程序要求,规范熟练地给患者吸氧。

素质目标:养成良好的职业素养,在操作中保证患者的安全、舒适。

【操作目的】

1. 改善各种原因造成的缺氧状态,提高动脉血氧分压和动脉血氧饱和度,增加动脉血的氧含量。

2. 促进组织新陈代谢,维持机体生命活动。

【用物准备】

治疗车:治疗盘内备小药杯(内盛冷开水)、纱布、弯盘、鼻导管、棉签、扳手;治疗盘外准备用氧记录单、笔、标志、洗手液。生活垃圾桶,医疗废物桶。

【操作流程及考核评分标准】

鼻导管氧气吸入法的操作流程及考核评分标准见表5-8。

Note

表 5-8　鼻导管氧气吸入法的操作流程及考核评分标准

项目	技术操作要求	分值
操作准备 (10 分)	• 护士准备:衣帽整洁、指甲已修剪	2
	• 用物准备:见本任务下的【用物准备】	4
	• 患者准备:了解吸氧的目的、方法、注意事项及配合要点;体位舒适,情绪稳定,愿意配合	2
	• 环境准备:室温适宜,光线充足,环境安静,远离火源	2
评估 (10 分)	• 病室环境:室内温、湿度适宜,环境安静、整洁,光线充足,远离火源	4
	• 患者:年龄、病情、意识状态、治疗情况,有无配合能力及心理状态	6
操作程序 (70 分)	• 双人核对医嘱,评估患者前洗手	5
	• 核对患者床号、姓名、住院号(询问患者姓名、核对床头卡及腕带),评估患者,协助患者取舒适体位	6
	• 洗手,戴口罩	3
	• 根据病情,选择合适的吸氧方式。备齐用物携至患者床边,再次核对	4
	• 用棉签清洁并湿润患者鼻腔	2
	• 连接氧气管道装置、通气导管、湿化瓶,检查氧气装置有无漏气。连接一次性双鼻孔鼻氧管。检查鼻氧管有无漏气	10
	• 根据医嘱调节氧流量	5
	• 检查氧气管是否通畅,将一次性鼻导管前端放于小药杯冷开水中湿润	5
	• 将一次性氧气鼻塞或鼻导管轻轻插入患者鼻孔,并进行固定	5
	• 再次核对患者床号、姓名、住院号	5
	• 记录用氧时间、氧流量并签名	5
	• 整理床单位,询问患者需要。指导患者有效呼吸及用氧安全,勿自行摘除鼻导管或者调节氧流量。若感到鼻咽部干燥不适或者胸闷憋气时,应及时通知医护人员	10
	• 清理用物	2
	• 洗手,摘口罩,记录	3
整体评价 (10 分)	• 程序正确,动作规范,操作熟练 • 关心、体贴患者 • 操作时间不超过 6 min	10
总分		100

【注意事项】

1. 用氧前,检查氧气装置有无漏气,是否通畅。

2. 严格遵守操作规程,注意用氧安全,切实做好"四防",即防震、防火、防热、防油。氧气瓶搬运时要避免倾倒撞击。氧气筒应放阴凉处,周围严禁烟火及易燃品,距明火至少 5 m,距暖气至少 1 m,以防引起燃烧。氧气表及螺旋口勿上油,也不用带油的手装卸。

3. 吸氧时,应先调节流量后应用;停用氧气时,应先拔出导管,再关闭氧气开关;中途改变流量时,先分离鼻氧管与湿化瓶连接处,调节好流量后再连接上,以免一旦开关出错,大量氧气进入呼吸道而损伤肺部组织。

4. 在氧疗过程中,密切观察患者的变化,判断用氧效果。

5. 急性肺水肿患者吸氧用 20%～30% 的乙醇进行湿化,其具有降低肺泡内泡沫的表面张力的作用,使肺泡内泡沫破裂、消散,改善肺部气体交换,减轻缺氧症状。

6. 氧气筒内氧气不能用尽,压力不能低于 0.5 MPa(5 kg/cm²),以免灰尘进入氧气筒内,再充气时引起爆炸。

7. 对用完或未用的氧气筒上悬挂"空"或"满"的标志,既便于及时调换,也防止影响抢救时机。

相关知识链接

高压氧疗法

高压氧疗法(hyperbaric oxygen therpy,HBOT)是指在高气压(大于一个标准大气压)环境下呼吸纯氧或混合氧以治疗各种疾病的方法。一般而言,凡是机体全身性或局部性缺氧、急性或慢性缺氧引起的各种缺氧性疾病都属于高压氧治疗的范围。如急性 CO 中毒及其迟发性脑病、心跳呼吸骤停复苏后、各种意外事故(溺水、窒息、自缢、触电等)造成的急性缺氧、高原反应等。它具有治疗范围广、治疗病种多及疗效可靠等特点。目前高压氧疗法已向康复医学、潜水医学、航空医学、保健医学、高原医学、运动医学及军事医学等方面发展。

(王 玥)

任务五 吸 痰 法

吸痰法(aspiration of sputum)是指经由口、鼻腔或人工气道将呼吸道的分泌物吸出,以保持呼吸道通畅的一种护理技能,并能预防吸入性肺炎、肺不张、窒息等并发症。临床上主要用于年老体弱、危重、昏迷、麻醉未清醒前等各种原因引起的不能有效咳嗽、排痰者。临床吸痰常用设备有中心吸引器(中心负压装置)和电动吸引器,连接吸痰管利用负压吸引原理吸出痰液。

临床案例

李先生,64 岁,因肺炎住院治疗。晨起,突然出现呼吸困难,检查发现患者痰多且黏稠,不能自行排出。此时护士应该如何护理?

【活动分析】

1. 患者由于痰多导致缺氧,由于患者不能自行排出,为患者进行吸痰护理。

2. 防止吸痰前后出现缺氧症状,为患者准备氧气吸入,以保证患者身体状况良好。

【实训目标】

知识目标:掌握吸痰法的目的及注意事项。

能力目标:能按护理程序要求,规范熟练地进行吸痰护理。

素质目标:养成良好的职业素养,在操作中保证患者的安全、舒适。

【操作目的】

1. 清除呼吸道分泌物,保持呼吸道通畅。

2. 促进呼吸功能,改善肺通气。

3. 预防并发症的发生。

Note

【用物准备】

治疗车:治疗盘内备试吸罐和冲洗罐(内盛无菌生理盐水)、一次性无菌吸痰管数根(图5-12)、无菌纱布、无菌血管钳或无菌镊、弯盘、无菌手套,根据患者情况备压舌板、开口器、舌钳、牙垫;治疗盘外备快速手消毒液。生活垃圾桶,医疗废物桶。

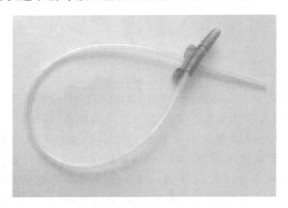

图 5-12　一次性吸痰管

【操作流程及考核评分标准】

吸痰法的操作流程及考核评分标准见表5-9。

表 5-9　吸痰法的操作流程及考核评分标准

项目	技术操作要求	分值
操作准备 (10分)	• 护士准备:衣帽整洁、指甲已修剪	2
	• 用物准备:见本任务下的【用物准备】	4
	• 患者准备:了解吸痰的目的、方法、注意事项及配合要点;体位舒适,情绪稳定	2
	• 环境准备:室温适宜,环境清洁、安静,光线充足	2
评估 (10分)	• 病室环境:室内温、湿度适宜,环境安静、整洁,光线充足	4
	• 患者:患者的年龄、病情、意识状态、治疗情况,有无配合能力及心理状态	6
操作程序 (70分)	• 核对医嘱,准备用物	2
	• 核对床号、姓名,评估患者	4
	• 检查吸引器储液瓶内消毒液(200 mL),拧紧瓶塞。连接导管,接通电源,打开开关,调节合适的负压,将吸引器放于床边适当处	5
	• 备齐用物携至患者床旁,再次核对、解释,以取得合作	4
	• 检查患者口腔、鼻腔的情况,如有义齿则取下	4
	• 协助患者取舒适、便于操作的体位,头部偏向一侧,面向操作者,铺治疗巾于颌下	4
	• 连接吸痰管,打开吸引器开关,试吸少量生理盐水,检查吸引器是否通畅,润滑导管前端	4
	• 一手将吸痰管末端折叠以确保无负压,另一手用无菌血管钳或戴手套持吸痰管前端,将吸痰管经由鼻腔或者口腔插入气管,然后放开吸痰管末端,边旋转边吸引,并将吸痰管向上提拉,先吸气管内分泌物,再吸口咽部的分泌物,每次吸痰时间不超过15 s	20
	• 抽出吸痰管后,在冲洗罐中抽吸生理盐水,冲洗吸痰管以免阻塞	4
	• 观察患者气道是否通畅,患者的面色、呼吸、心率、血压等是否得到改善;观察吸出痰液的颜色、质、量,必要时重复吸引	6

Note

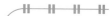

续表

项目	技术操作要求	分值
操作程序 (70分)	• 吸痰完毕,关闭吸引器开关,将患者口鼻间的分泌物擦拭干净,协助患者取舒适卧位,整理床单位	3
	• 分类处理用物	6
	• 洗手,记录	4
整体评价 (10分)	• 程序正确,动作规范,操作熟练 • 动作轻稳,防止损伤患者呼吸道黏膜 • 操作时间不超过 7 min	10
总分		100

【注意事项】

1. 操作过程中严格执行无菌操作,治疗盘内吸痰用物应每天更换 1～2 次,吸痰管每次更换。气管切开者,每进入气管抽吸一次更换导管一次。

2. 每次吸痰时间不超过 15 s,防止缺氧,也可在吸痰前后吸入高浓度氧预防缺氧情况发生。

3. 选择粗细合适的吸痰管,小儿吸痰应注意吸痰管不宜过粗。

4. 吸痰时,动作应轻柔,防止损伤患者呼吸道黏膜;插管时不可带有负压,防止呼吸道黏膜损伤。

5. 如痰液黏稠,可在吸痰前进行叩击、雾化吸入等,能提高吸痰效果。

6. 电动吸引器的储液瓶内液体及时倾倒,不得超过瓶容积 2/3。储液瓶内放少量消毒液,可避免吸出痰液黏附于瓶底,便于清洗消毒。

相关知识链接

密闭式吸痰法

密闭式吸痰法是指使用封闭式吸痰器进行吸痰,在吸痰过程中不需要中断呼吸机,或者中断通气管路。在吸痰前,按下呼吸机纯氧供给键,一只手拿吸痰管与负压吸引进行有效的连接,拇指或食指对吸引阀进行有效的控制,另一只手将吸痰管沿着气管插入所需的深度,通常超过气管插管前端 1～2 cm。这时吸痰管薄膜的保护套会随着吸痰管的插入变得皱缩,按压吸引阀开关,持续 12 s 左右,在负压 10～20 kPa 之间进行吸痰,一边吸痰一边旋转将吸痰管抽出,在吸痰完成以后,将吸痰管抽回到能见到导管上黑色指标线的位置,并将吸引阀按下,利用冲洗液对管腔内的痰液进行有效的清洗。密闭式吸痰法能够控制感染,减少对心律、血压的影响,避免患者出现缺氧状态。

(王　玥)

任务六　洗胃技术

洗胃(gastric lavage)是将胃管插入患者胃内,反复注入和吸出一定量的溶液,以冲洗并排出胃内容物,减轻或避免吸收、中毒的胃灌洗方法。

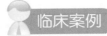 临床案例

患者,女,24岁。因食物中毒立即被送往医院,到达医院后昏迷,护士应如何对其进行抢救?

【活动分析】

患者发生食物中毒,在4～6 h内,洗胃是最有效的抢救措施。

【实训目标】

知识目标:掌握洗胃法的目的及注意事项。

能力目标:能按护理程序要求,规范熟练地给患者洗胃。

素质目标:养成良好的职业素养,在操作中保证患者的安全、舒适。

【操作目的】

1. 清除胃内毒物或刺激物,减少毒物吸收,还可利用不同灌洗液进行中和解毒,用于急性食物中毒或药物中毒。服毒后4～6 h内洗胃最有效。

2. 减轻胃黏膜水肿,幽门梗阻患者饭后常有滞留现象,引起上腹胀满、不适、恶心、呕吐等症状,通过洗胃,减轻潴留物对胃黏膜的刺激,减轻胃黏膜水肿、炎症。

【用物准备】

治疗盘内备量杯或水杯,压舌板,水温计,弯盘,防水布,水桶2个(分别盛洗胃液和污水)。

洗胃溶液:按医嘱根据毒物性质准备洗胃溶液,一般用量为10000～20000 mL,将洗胃溶液温度调节到25～38 ℃范围内为宜。

【操作流程及考核评分标准】

口服催吐洗胃法的操作流程及考核评分标准见表5-10。全自动洗胃机洗胃法的操作流程及考核评分标准见表5-11。

表 5-10　口服催吐洗胃法的操作流程及考核评分标准

项目	技术操作要求	分值
操作准备 (10分)	• 护士准备:衣帽整洁、指甲已修剪	1
	• 用物准备:量杯或水杯、压舌板、水温计、弯盘、防水布、水桶2个、按医嘱准备洗胃溶液	4
	• 患者准备:了解洗胃的目的、方法、注意事项及配合要点;体位舒适,情绪稳定	1
	• 环境准备:室温适宜,环境清洁、安静,光线充足	4
评估 (10分)	• 病室环境:室内温、湿度适宜,环境安静、整洁,光线充足,远离火源	4
	• 患者:年龄、病情、意识状态、治疗情况,有无配合能力及心理状态	6
操作程序 (70分)	• 着装整洁,洗手,戴口罩	2
	• 携用物至患者床旁,核对患者床号、姓名,并向患者解释操作目的	6
	• 协助患者取坐位	2
	• 围好围裙,如有义齿则取下,置污物桶于患者坐位前或床旁	6
	• 指导患者每次饮液量为300～500 mL	6
	• 催吐:自呕或用压舌板刺激舌根催吐	10
	• 反复自饮→催吐,直至吐出的灌洗液澄清无味	14
	• 洗胃过程中,随时注意观察洗出液的性质、颜色、气味、量及患者面色、脉搏、呼吸和血压	10
	• 洗胃完毕,协助患者漱口、洗脸,帮助患者取舒适卧位;整理床单位,清理用物	6
	• 洗手,记录(记录灌洗液名称、量,洗出液的颜色、气味、性质、量,患者的全身反应)	8

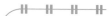

续表

项目	技术操作要求	分值
整体评价 （10分）	• 程序正确,动作规范,操作熟练 • 操作时间不超过 15 min	10
	总分	100

表 5-11　全自动洗胃机洗胃法的操作流程及考核评分标准

项目	技术操作要求	分值
操作准备 （10分）	• 护士准备:衣帽整洁、指甲已修剪	2
	• 用物准备:全自动洗胃机(图 5-13)、量杯或水杯、压舌板、水温计、弯盘、防水布、水桶2个、按医嘱准备洗胃溶液	4
	• 患者准备:了解操作的目的、方法、注意事项及配合要点;体位舒适,情绪稳定	2
	• 环境准备:室温适宜,环境清洁、安静,光线充足	2
评估 （10分）	• 病室环境:室内温、湿度适宜,环境安静、整洁,光线充足,远离火源	4
	• 患者:患者的年龄、病情、意识状态、治疗情况,有无配合能力及心理状态	6
操作程序 （70分）	• 着装整洁,洗手,戴口罩	4
	• 携用物至患者床旁,核对患者床号、姓名,并向患者解释操作目的	8
	• 操作前检查:通电,检查机器功能是否完好,并连接各种管道	8
	• 插胃管:用液体石蜡润滑胃管前端,润滑插入长度的 1/3;插入长度为前额发际至剑突的距离,由口腔插入 55～60 cm。检测胃管的位置:通过三种方法检测确定胃管确实在胃内。固定:用胶布固定胃管	10
	• 连接洗胃机,将已配好的洗胃液倒入水桶内,药管的另一端放入洗胃液桶内,污水管的另一端放入空水桶内,洗胃机嘴与已插好的患者胃管相连,调节药量流速	12
	• 吸出胃内容物:按"手吸"键,吸出物送检;再按"自动"键,机器即开始对胃进行自动冲洗,直至洗出液澄清无味为止	8
	• 洗胃完毕,反折胃管、拔出	6
	• 协助患者漱口、洗脸,帮助患者取舒适卧位;整理床单位,清理用物	6
	• 洗手,记录(灌洗液名称、量,洗出液的颜色、气味、性质、量,患者的全身反应)	8
整体评价 （10分）	• 程序正确,动作规范,操作熟练 • 操作时间不超过 6 min	10
	总分	100

【注意事项】

1. 首先注意了解患者中毒情况,患者中毒的时间、途径,毒物种类、性质、量等,来院前是否呕吐。

2. 准确掌握洗胃禁忌证和适应证。

适应证:非腐蚀性毒物中毒,如有机磷、安眠药、重金属类、生物碱及食物中毒等。

禁忌证:强腐蚀性毒物(如强酸、强碱)中毒、肝硬化伴食管胃底静脉曲张、胸主动脉瘤、近期有上消化道出血及胃穿孔、胃癌等。患者吞服强酸、强碱等腐蚀性药物,禁止洗胃,以免造成穿孔,可按医嘱给予药物或迅速给予物理性对抗剂,如牛奶、豆浆、蛋清、米汤等以保护胃黏膜。上消化道溃疡、食管静脉曲张、胃癌等患者一般不洗胃,昏迷患者洗胃应谨慎。

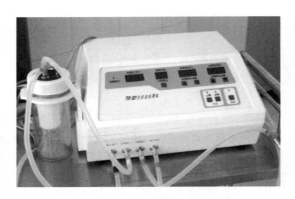

图 5-13　全自动洗胃机

3. 急性中毒患者,应紧急采用"口服催吐法",必要时进行洗胃,以减少毒物的吸收。插管时,动作要轻、快,切勿损伤食管黏膜或误入气管。

4. 当中毒物质不明时,洗胃溶液可选用温开水或生理盐水。待毒物性质明确后,再采用对抗剂洗胃。

5. 洗胃过程中应随时观察患者的面色、生命体征、意识情况、瞳孔变化,口、鼻腔黏膜情况及口中气味等。洗胃并发症包括急性胃扩张、胃穿孔、大量低渗液洗胃致水中毒、水及电解质紊乱、酸碱平衡失调、昏迷患者误吸或过量胃内液体反流致窒息、迷走神经兴奋致反射性心脏骤停,应及时观察并做好相应的急救措施,并做好记录。

6. 注意了解患者的心理状态、合作程度及对康复的信心。向患者讲述操作过程中可能会出现不适,如恶心等,希望得到患者的合作;告知患者和家属有误吸的可能与风险,取得理解;向其介绍洗胃后的注意事项,对自服毒物者,耐心劝导,做针对性心理护理,帮助其改变认知,要为患者保守秘密与隐私,减轻其心理负担。

7. 洗胃后注意患者胃内容物毒物清除状况,中毒症状有无得到缓解或控制。

相关知识链接

对各种毒物中毒的处理方式和禁忌药物进行归纳整理,如表 5-12 所示。

表 5-12　各种毒物中毒的处理方式和禁忌药物

毒物种类		处理方式	禁忌药物
灭鼠药	抗凝血类（敌鼠钠等）	催吐、温水洗胃、硫酸钠导泻	碳酸氢钠溶液
	有机氟类（氟乙酰胺）	0.2%～0.5%氯化钙溶液或淡石灰水洗胃、硫酸钠溶液导泻,饮用豆浆、蛋白水、牛奶等	碳酸氢钠溶液
	磷化锌	(1∶15000)～(1∶20000)高锰酸钾溶液、0.1%硫酸铜溶液洗胃或内服 0.5%～1%硫酸铜溶液每次 10 mL,每 5～10 min 口服一次,并用压舌板刺激舌根催吐	鸡蛋、牛奶、脂肪及其他油类食物
巴比妥类（安眠药）		(1∶15000)～(1∶20000)高锰酸钾溶液洗胃、硫酸钠溶液导泻	硫酸镁
异烟肼（雷米封）		(1∶15000)～(1∶20000)高锰酸钾溶液洗胃、硫酸钠溶液导泻	

续表

毒物种类	处理方式	禁忌药物
乐果	2%～4%碳酸氢钠溶液洗胃	高锰酸钾溶液
敌百虫	1%盐水或清水、(1：15000)～(1：20000)高锰酸钾溶液洗胃	碱性泻药
敌敌畏	2%～4%碳酸氢钠溶液、(1：15000)～(1：20000)高锰酸钾溶液、1%盐水洗胃	
发芽马铃薯、毒蕈	1%～3%鞣酸溶液	
河豚、生物碱	1%活性炭悬浮液	
煤酚皂、苯酚(石炭酸)	用温水、植物油洗胃至无酚味为止,洗胃后多次服用牛奶、蛋清保护胃黏膜	液体石蜡
酸性物	服用镁乳、蛋清水、牛奶	强酸药物
碱性物	服用5%乙酸溶液、白醋、蛋清水、牛奶	强碱药物
氰化物	(1：15000)～(1：20000)高锰酸钾溶液洗胃	

(张楚楚)

任务七　"T"形管引流患者的护理

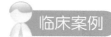 临床案例

患者,男,37岁。因胆石症入院行胆囊切除术、胆总管切开术。

【活动分析】

患者需要术中插入"T"形管引流,其主要目的是引流胆汁和减压。

【实训目标】

知识目标:能详述"T"形管引流的适应证、护理措施和注意事项。

能力目标:对"T"形管引流的患者进行正确护理。

素质目标:在护理行"T"形管引流的患者时,有严格的无菌观念、有较好的沟通技巧、表现出高度的责任感。

【操作目的】

支撑胆总管,引流胆汁;减轻胆管内压力,保护吻合口,防止胆汁外漏;置管溶石,排石;促进胆道炎症消退;并通过观察引流液的量、性状、颜色评估患者的病情变化。"T"形管引流的主要适应证:①肝内胆管泥沙样结石或术中无法判断结石能否取干净时,置"T"形管引流、防止术后残余结石再次阻塞胆总管;②胆总管直径为0.8～1.2 cm,放置"T"形管可作为支架防止术后胆总管狭窄;③化脓性胆管炎"T"形管引流有助于保持胆道的通畅,防止胆道再次堵塞;④胆道狭窄、胆道损伤、胆道出血和胆道肿瘤均不能行胆总管一期缝合,应置"T"形管引流。

Note

•护理综合技能实训•

【用物准备】

清洁治疗盘内置弯盘、治疗巾、止血钳、引流袋、别针、橡皮筋、小药杯内盛放酒精棉球 3～5 个、剪刀、病历卡、污物桶、量杯、20 mL 针筒 1 副、手套。

【操作流程及考核评分标准】

"T"形管引流护理技术操作流程及考核评分标准见表 5-13。

表 5-13   "T"形管引流护理技术操作流程及考核评分标准

项目	技术操作要求	分值
操作准备 (10 分)	• 护士准备:衣帽整洁、指甲已修剪、举止端庄、态度亲切、精神饱满	2
	• 用物准备:清洁治疗盘内置弯盘、治疗巾、止血钳、引流袋、别针、橡皮筋、小药杯内盛放酒精棉球 3～5 个、剪刀、病历卡、污物桶、量杯、20 mL 针筒 1 副、手套	4
	• 患者准备:了解操作的目的、方法、注意事项及配合要点;体位舒适,情绪稳定	2
	• 环境准备:室温适宜,环境清洁、安静,光线充足	2
评估 (10 分)	• 病室环境:室内温、湿度适宜,环境安静、整洁,光线充足,远离火源	2
	• 患者:①患者的精神状态和心理状态。②患者的身体状况:询问患者有无腹胀,可进食的患者询问有无食欲减退;观察皮肤、巩膜有无黄染;解开腹带,观察切口处敷料是否干燥,如有渗出通知医生及时换药;观察引流管是否受压、折叠,别针以下引流管拉直,别针以上放松;观察引流液的颜色、性状和量;嘱患者平卧,弯曲双腿,放松腹部,轻触腹部,询问有无腹痛、腹胀	8
操作程序 (70 分)	• 双人核对医嘱	2
	• 洗手,戴口罩	2
	• 核对患者,向患者解释"T"形管引流的意义及方法,了解患者的需求,取得患者配合	4
	• 携用物至病房(关好门窗,请家属离开,必要时使用屏风,调节室温),推车与床尾成 120°角,置治疗盘于床头柜,再次核对	3
	• 调整患者体位(适当抬高床头,右臂上抬,略右侧卧位)	4
	• 暴露"T"形管(注意保暖),观察敷料是否干燥、有无渗出,若有渗出及时换药;松开别针;从上往下挤压"T"形管,用止血钳夹住"T"形管远端 3～5 cm 处(注意不要牵拉引流管);铺治疗巾,将弯盘放在治疗巾上,将弯口朝里,抵住止血钳	12
	• 打开引流袋外袋,夹闭开关,并检查(对光检查引流管有无老化、破损,引流袋刻度是否清晰,引流袋有无破损、漏液等)	4
	• 取酒精棉球,第 1 只酒精棉球包于"T"形管与引流管外侧,向下消毒引流管;第 2 只酒精棉球从接口处向上消毒"T"形管,同时松动接口处(更换时,无菌管在上,污染管在下);将更换下的污染引流管放置于治疗巾上	12
	• 松开止血钳(止血钳不要放在弯盘内),从上往下挤压"T"形管,观察引流是否通畅	8
	• 撤弯盘、治疗巾(治疗巾不可包住弯盘)、止血钳(可放置在治疗巾内),放置于治疗车下层	2
	• 将引流管固定于床沿,别针固定(与"T"形管位于同一水平线)	5
	• 协助患者取舒适体位,整理床单位,交代注意事项	4
	• 观察胆汁的颜色(对光观察)及有无泥沙样结石,正确计量(松盖,使胆汁全部进入引流袋后计量,如果总量小于 25 mL,应用针筒抽出计量),处理胆汁(加入 2000 mg/L 有效氯溶液,浸 1 h 后弃去)	4
	• 处理用物	2
	• 洗手,摘口罩,记录	2

Note

续表

项目	技术操作要求	分值
整体评价 （10分）	• 操作流程规范,不违反原则 • 操作过程中密切观察患者的反应 • 操作时间不超过 20 min	10
总分		100

【注意事项】

1. 妥善固定:①注意检查"T"形管在皮肤外固定情况,一般"T"形管除有缝线结扎固定外,还应在皮肤上加胶布固定;②用橡皮筋和别针将"T"形管固定在床单或内衣上,以免突然牵拉而脱出;③连接管的长短要适宜,如果过短患者翻身不慎可将管子拉出,过长则易于扭曲、受压,使胆汁引流不畅。

2. 保持引流通畅,防止管道堵塞、受压、扭曲、脱落,有堵塞时可用手由近而远挤压引流管或用少量生理盐水缓慢冲洗,切勿让胆汁逆流。

3. 严格执行无菌操作原则,连接管和引流袋(瓶)每日更换 1 次,引流袋(瓶)位置低于腹部引流口高度,防止胆汁逆流。

4. 观察记录胆汁的量、颜色、性状,胆汁引流一般每天 300～700 mL,量少可能是"T"形管堵塞或胆衰竭所致;量过多可能是因为胆总管下端不够通畅。正常胆汁呈深绿色或棕黄色,较稠厚,清亮无沉淀,颜色过淡,过于稀薄表示肝功能不佳,浑浊说明有感染。

5. 观察患者的全身情况,如患者体温下降、无腹痛、黄疸消退,大便颜色加深,说明引流通畅部分胆汁已进入肠道,胆道炎症消退;否则表示胆道下端不通畅。

6. 保护引流口皮肤,出现胆汁渗漏时,应及时更换敷料,必要时局部涂氧化锌软膏。

7. "T"形管一般放置 2 周。拔除时应明确胆管内无感染及胆总管远端畅通无阻。拔管指征:①体温正常,黄疸消退,胆汁清亮,显微镜检查无脓细胞;②胆汁引流量逐日减少,粪色正常;③试行夹管 1～2 天,无右上腹胀痛不适,无发热黄疸;④胆道造影,由引流管注入 12.5%碘化钠溶液 20～60 mL,X 线检查证明胆总管下端无阻塞、无结石存在或 B 超检查"T"形管胆道镜检正常。拔管后,伤口以凡士林纱布覆盖换药,1 周左右即可愈合。如手术仅限于胆总管探查或取石,术后 10～14 天便可拔除引流管。如胆道感染严重或肝胆管残留结石,引流时间应延长,并可经引流管胆道镜取石。对胆道狭窄或损伤或行修补术后患者的引流支撑管,须保留数周至数月,如需第 2 次手术,引流管不应拔除,以便手术时寻找胆总管。

(张楚楚)

任务八　胸腔闭式引流患者的护理

胸腔闭式引流术是通过引流胸腔内积液、血液及气体,重建胸腔内负压,维持纵隔的正常位置,促进肺的膨胀,防止胸腔内感染的一种外科手术。

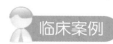

临床案例

患者,男,26 岁。因打架斗殴被刺伤右胸,疼痛难忍 1 h 入院。查体:T 36 ℃,P 104次/分,R 28 次/分,BP 90/58 mmHg。意识清楚,表情紧张,烦躁不安,呼吸急促,口唇发绀;气管向左侧移位,右侧前胸壁有一 2 cm×2 cm 创口,创口有活动性出血,伤口可听到"嘶嘶"声。右侧胸部叩诊呈鼓音,右肺呼吸音较左侧明显减弱;心率快、心律齐。X 线检查:右侧血气胸,肺压缩 60%。

【活动分析】

应为患者进行胸腔闭式引流护理。

【实训目标】

知识目标:熟悉胸腔闭式引流的适应证,护理措施和注意事项。

能力目标:熟练地完成连接或更换引流装置及倾倒引流液,及时、有效地处理胸腔闭式引流期间出现的各类问题,能对患者和家属进行正确的健康教育。

素质目标:护理行胸腔闭式引流的患者时有严格的无菌观念、有较好的沟通技巧、表现出高度的责任感。

【操作目的】

1. 气胸是胸腔内积气压迫肺脏导致的肺不张状态,空气潴留在胸腔的上部,引流管多从锁骨中线第二、三肋间插入。

2. 胸腔积液是潴留在胸腔内液体的总称,血液潴留时称为"血胸",胸腔积液会压迫肺脏,导致肺不张。胸腔闭式引流,可以促进肺复张,胸腔积液潴留在胸腔的下部,引流管多从腋中线第六、七肋间插入。

3. 开胸术后进行胸腔闭式引流,可以促进肺复张,同时有利于观察胸腔内有无出血或空气潴留。多于手术后直接于胸腔上部(排气)和下部(排液)各插管 1 根,后接"Y"形管。

【用物准备】

弯盘 2 只(内装无齿镊 2 把,PVP 碘棉球 4 只,消毒纱布 1 块),止血钳 2 把、无菌生理盐水 500 mL、启瓶器、胶布、别针。临床上 3 种引流装置(①单瓶装置;②双瓶装置;③一次性引流装置)。

【操作流程及考核评分标准】

胸腔闭式引流患者护理的操作流程及考核评分标准见表 5-14。

表 5-14 胸腔闭式引流患者护理的操作流程及考核评分标准

项目	技术操作要求	分值
操作准备 (10 分)	• 护士准备:衣帽整洁、指甲已修剪	2
	• 用物准备:弯盘 2 只(内装无齿镊 2 把,PVP 碘棉球 4 只,消毒纱布 1 块),止血钳 2 把、无菌生理盐水 500 mL、启瓶器、胶布、别针,临床上 3 种引流装置	4
	• 患者准备:了解操作的目的、方法、注意事项及配合要点;体位舒适,情绪稳定	2
	• 环境准备:室温适宜,环境清洁、安静,光线充足	2
评估 (10 分)	• 病室环境:室内温、湿度适宜,环境安静、整洁,光线充足,远离火源	4
	• 患者:年龄、病情、意识状态、治疗情况,有无配合能力及心理状态	6
操作程序 (70 分)	• 着装整洁,洗手,戴口罩	2
	• 备齐用物,摆放有序 • 向患者解释连接或更换引流装置的意义及方法,了解患者的需求,取得患者的配合 • 核对患者床号、姓名、年龄、性别等	3

Note

续表

项目		技术操作要求	分值
操作程序 （70分）	连接或更换胸腔闭式引流装置	• 接引流瓶：打开无菌瓶包装，取出无菌瓶；按无菌操作法倒出无菌水于引流瓶中，使长玻璃管埋入水中 3～5 cm，并盖紧瓶盖；贴一横胶布条于引流瓶液面处并注明日期及加入的水量；将引流管一端接于引流瓶，另一端保持无菌状态；将以上物品放置于治疗车上；如为一次性引流装置，按说明连接	5
		• 携用物到床旁，查对患者床号、姓名，查对上次引流瓶的更换时间；向患者及家属解释更换引流瓶的目的、意义，以取得患者的合作；将备好的引流瓶置于床下（位置低于胸腔 60～100 cm），保护好胸腔引流管的接头，使之保持无菌	3
		• 分离引流管：用止血钳双重夹闭胸腔引流管，取下原有的引流管和引流瓶	3
		• 更换引流瓶：用 PVP 碘消毒胸腔引流管接头处 2 遍；将引流管接于胸腔引流管上，并用胶布做十字粘贴以防滑落；用手轻拉胸腔引流管，测试连接处是否牢固；再次检查引流管装置的准确性	6
		• 固定：用大别针将引流管固定于床单上；将胸腔引流管的止血钳松开	2
		• 观察：嘱患者咳嗽或深呼吸，同时观察玻璃管内水面波动情况；正常吸气时水面上升，咳嗽或呼气时水面下降或有气泡上下波动，约 6 cm	4
		• 挤压引流管：如玻璃管内无水柱波动则需挤压引流管。挤压方法：一手捏紧橡皮管近心端，另一手蘸凡士林（或用凡士林纱布），捏紧橡皮管向远心端滑 10～15 cm，先放开近心端手，再放开远心端手，重复 3～4 次（或数次）	4
		• 固定：挤压引流管后，继续观察玻璃管内水面波动情况，将引流管环形绕于床上，再固定（长短要便于翻身）；水封瓶应放在地上并用架子固定（也可用挂钩挂于床栏上）；鼓励患者取半卧位，水封瓶位置应低于胸腔 60～100 cm，切勿过高，以免瓶内的液体被胸腔内负压吸入胸腔（图 5-14）	4
	倾倒胸腔闭式引流管内引流液	• 携用物到床旁；查对患者床号、姓名，查对上次倾倒引流液的时间；向患者（家属）解释倾倒引流液的目的、意义，以取得患者的合作	3
		• 观察引流液：操作者戴手套，下蹲，平举胸腔引流瓶与视线处于同一水平，观察胸腔引流瓶内液体的颜色、性质、量，并观察胸腔引流瓶的波动情况	4
		• 钳夹引流管：用止血钳双重夹闭胸腔引流管	2
		• 倾倒引流液：拧开胸腔引流瓶盖，一手持胸腔引流瓶盖（注意内管不可倒置，避免接触周围物品），另一手持胸腔引流瓶将引流液倒入量筒中，注意胸腔引流瓶口距离量筒不低于 5 cm	6
		• 清洗引流瓶：胸腔引流瓶内注入少量无菌生理盐水，轻轻振荡后倒出（清除瓶底积血，以免影响引流液颜色的观察），再次将无菌生理盐水注入胸腔引流瓶内至"0"刻度线，拧紧胸腔引流瓶盖	5
		• 挤压引流管：松开止血钳，嘱患者咳嗽并观察引流管波动及气体、液体排出情况，并按需要挤压引流管	5
		• 消毒清洗引流装置，如果是一次性引流装置，则弃入医疗废物桶，在床旁留一把止血钳（防止接头脱落或在搬动患者时用）	3

续表

项目	技术操作要求	分值
操作程序 （70分）	• 处理引流液	2
	• 观察患者有无皮下气肿等现象	2
	• 洗手,摘口罩,记录	2
整体评价 （10分）	• 操作过程中密切观察患者病情变化 • 操作规范,动作轻柔,不违反原则	10
	总分	100

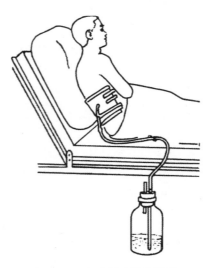

图 5-14　胸腔闭式引流装置

【注意事项】

1. 保持管道密封。使用前严格检查引流管是否通畅和整个装置是否密封,引流管及广口瓶有无裂缝,各连接处包括皮肤切口处均要求密封,以避免发生漏气或滑脱,并按无菌操作法安装,防止感染。水封瓶长玻璃管以浸入水面下 3~5 cm 为宜,在液面处用胶布粘贴作为标记,以便观察和记录引流量。

2. 保持引流通畅。水封瓶压力管中水柱的波动情况表示胸腔压力的高低,并提示引流管是否通畅,正常情况下水柱波动幅度 4~6 cm。引流管通畅时,可见到玻璃管中的水柱随呼吸上下波动;若无波动,可让患者做深呼吸或咳嗽;若仍无波动,表示引流管不通,应查找原因及时处理,一般可挤压引流管使其通畅,所以应定时挤压引流管,可防止血块、纤维块堵塞;若波动过大,提示可能有漏气、余肺扩张不全或肺不张。

3. 妥善固定胸腔闭式引流管。将留有足够长度的引流管固定在床沿上,以免因翻身、摆动、牵拉等引起疼痛或引流管脱出。搬动患者时,须将引流管夹闭,以防导管脱落、漏气或液体逆流。

4. 观察引流液的量、性质。术后 24 h 内总引流量一般不超过 500 mL,48 h 左右水柱波动微弱,引流液甚少,在 50 mL 以下,色泽由血性变成血清样;术后 2~3 h 引流液颜色可较深,但 Hb 定量为 20~30 g/L;定量超过 50 g/L 时,要考虑胸内出血的可能。若持续每小时出血量大于 100 mL 应及时通知医生,密切观察血压、脉搏变化,注意有无失血性休克发生。

5. 预防胸腔感染。除严格执行无菌操作外,应及时更换水封瓶,注意观察水封瓶中液体的量和性状,手术伤口每天更换敷料,穿刺点及周围皮肤每日用 PVP 碘消毒数次。如有体温

Note

升高、畏寒、胸痛加剧,提示有发生感染的可能,应及时报告医生给予抗生素治疗。

6. 拔管的护理。拔管过早会影响疗效,过晚易造成感染,因此选择合适时机拔出引流管十分重要。一般胸部手术后,如引流液明显减少,玻璃管末端无气体排出,经胸部 X 线检查证实,肺膨胀良好,无漏气现象,可先夹管 24 h,观察患者,全身情况无异常,即可拔管。拔管时应嘱患者深吸一口气,拔管 24 h 内,应密切观察患者的呼吸情况。对血胸、脓胸的引流,应待胸腔内出血停止、脓液充分引流干净、脓腔容量小于 10 mL 才可拔管。拔管后,患者取健侧卧位,注意观察局部有无渗血、漏气、皮下气肿等。如有异常,及时通知医生给予处理。

(张楚楚)

实训六 母婴护理技术

母婴护理技术是妇产科检查和孕产妇分娩前后进行清洁护理及预防感染的技术，也是新生儿母婴同室、疾病护理等的一种服务技术，是护理学生必须掌握的基本技能。通过母婴护理技术可以保持孕产妇局部清洁，为自然分娩、妇科手术等做好手术前准备，预防感染发生，同时可保持住院新生儿皮肤清洁，增进其自主活动和舒适感，促进新生儿早期康复。

任务一 会阴擦洗技术

会阴擦洗技术是用消毒液对会阴部进行消毒的技术。由于女性会阴部的各个器官彼此相距很近，容易引起交叉感染。因此，会阴擦洗常用于会阴局部清洁，是妇产科临床护理工作中最常用的护理技术。

 临床案例

> 白女士，26岁，初产妇，自然分娩、会阴侧切术后第二天，产科检查宫底平脐，阴道出血少于月经量，色暗红；左侧会阴切口轻度红肿，有触痛，白细胞 $1.7 \times 10^9/L$。体温 37.6 ℃，脉搏 92 次/分，血压 102/60 mmHg，为该病例制定一份护理方案。

【活动分析】

1. 观察血压、脉搏、尿量的变化。
2. 观察子宫收缩和阴道血流量，必要时给宫缩剂，促进收缩。
3. 保持尿路通畅，避免膀胱充盈，防止感染。
4. 观察体温和恶露的量、色、味等，做好会阴部护理，保持清洁。

【实训目标】

知识目标：掌握会阴擦洗的目的及适应证、禁忌证。

能力目标：能按护理程序要求规范熟练地进行技术操作。

素质目标：养成良好的职业素养，关爱患者，保护患者隐私。

【操作目的】

保持患者会阴及肛门部清洁，促进患者会阴伤口的愈合，防止生殖系统、泌尿系统的逆行感染。一般用于会阴及阴道手术后、产后、导尿及留置导尿者。

【用物准备】

治疗车、治疗盘、无菌换药碗、会阴擦洗包（弯盘、无菌治疗碗、镊子2把、无菌干棉球若干）、便盆、需用药液、0.5%碘伏、医嘱卡、治疗巾或一次性臀垫、大浴巾、医用橡胶手套、免洗洗手液。

Note

【操作流程及考核评分标准】

会阴擦洗术的操作流程及考核评分标准见表 6-1。

表 6-1 会阴擦洗术的操作流程及考核评分标准

项目	技术操作要求	分值
操作准备 (10 分)	• 护士准备:衣帽整洁,应修剪指甲、洗手、戴口罩	2
	• 用物准备:治疗车、治疗盘、无菌换药碗、会阴擦洗包(弯盘、无菌治疗碗、镊子 2 把、无菌干棉球若干)、便盆、需用药液、0.5%碘伏、医嘱卡、治疗巾或一次性臀垫、大浴巾、医用橡胶手套、免洗洗手液	4
	• 患者准备:状况良好,且愿意配合	2
	• 环境准备:安静、整洁;停止清扫、换单,减少走动;注意保暖、关闭门窗,必要时屏风遮挡	2
评估 (10 分)	• 患者:①患者一般状况,患者会阴部皮肤情况、阴道分泌物性状、有无阴道流血、检查有无异常等;会阴侧切术后应评估会阴伤口愈合状况、分娩方式、侧切时间、恶露排出情况、子宫缩复及会阴伤口有无出血或渗出情况等;会阴部卫生情况、有无留置尿管。②患者或产妇对会阴擦洗的认知及配合程度	8
	• 环境:温度、光线适宜,利于保护患者隐私	2
操作程序 (70 分)	• 核对患者床号、姓名、住院号,评估患者会阴情况,并解释以取得理解和配合	5
	• 备齐并检查用物,携至患者床边,协助患者排空膀胱,酌情关窗,用屏风遮挡患者	5
	• 铺一次性臀垫于臀下	5
	• 协助患者屈膝仰卧位,双膝屈曲向外分开	5
	• 脱去对侧裤腿,盖在近侧腿部,并盖上浴巾,对侧腿用盖被遮盖,暴露会阴部	5
	• 将弯盘、无菌治疗碗置于两腿间	5
	• 预留两个干棉球,将 0.5%碘伏按照倒取无菌溶液的方法倒入治疗碗内,浸湿余下棉球	5
	• 擦洗:戴手套后两手各持一把镊子,其中一把用于夹取无菌的消毒棉球,另一把接过棉球进行擦洗,镊子尖端不要相互触碰 • 擦洗顺序:①女性留置尿管者以一手分开小阴唇,依次擦洗尿道口、对侧小阴唇、近侧小阴唇、对侧大小阴唇间、近侧大小阴唇间、对侧大阴唇、近侧大阴唇、肛周及肛门;②会阴有伤口患者依次擦洗会阴伤口、尿道口(留置尿管患者此处增加一步擦洗尿管)、阴道口、对侧小阴唇、近侧小阴唇、对侧大小阴唇间、近侧大小阴唇间、对侧大阴唇、近侧大阴唇、阴阜、大腿内侧 1/3、会阴体至肛门,由内向外、自上而下,先对侧,后近侧(图 6-1)	15
	• 干棉球擦干,顺序同前	5
	• 每个棉球限用 1 次,将用过的棉球放于弯盘内,镊子放于治疗碗内	2
	• 擦洗完毕,撤去用物及一次性臀垫	3
	• 脱手套,协助患者穿好裤子(如为产后患者,协助更换干净卫生巾),采取舒适体位	5
	• 清理用物,洗手,摘口罩,交代注意事项并记录	5
整体评价 (10 分)	• 操作中注意患者或产妇保暖及保护隐私 • 操作熟练,动作准确到位 • 患者或产妇会阴部清洁,感到局部舒适 • 注重护理礼仪与仪表	10
总分		100

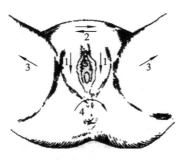

图 6-1　女性会阴部擦洗顺序

【注意事项】

1. 擦洗时,应注意观察会阴部及会阴伤口周围组织分泌物及其性质、有无红肿和伤口愈合情况,发生异常及时记录并向医生汇报。

2. 产后及会阴部手术的患者,擦洗时阴道口需用干棉球堵塞,避免药液流入阴道,擦洗完毕取出棉球。每次大便后应立即擦洗会阴,预防感染。

3. 对留置导尿管患者,应注意检查导尿管是否通畅,避免脱落或扭曲、打结。

4. 给多人进行会阴擦洗时,严格执行无菌操作原则,预防院内交叉感染。

5. 保护患者隐私,避免受凉。

相关知识链接

会阴擦洗术

会阴擦洗术是妇产科护理人员最常用的护理技术之一。其目的是清洁患者或产妇会阴及肛门部,促进其会阴伤口的愈合,防止生殖、泌尿系统的逆行感染。

1. 适应证与禁忌证

(1)适应证:常用于长期卧床、会阴有伤口或留置导尿管、急性阴道炎、长期阴道流血的患者及经阴道分娩的产妇。

(2)禁忌证:①对碘或苯扎溴铵过敏;②外阴皮肤病;③可疑或确诊外阴癌;④皮肤稚嫩。

2. 常用擦洗液有 0.2% 碘伏溶液、0.1% 苯扎溴铵溶液及 2%～4% 的碳酸钠溶液等。

(李　英)

任务二　外阴消毒

临床案例

李女士,28 岁,初产妇,孕 38^{+5} 周,左枕前位,下腹部规律性疼痛,胎心音 145 次/分,宫缩持续 45 s,间隔 2～3 min,宫口开全,先露＋3,羊水Ⅱ度浑浊,阴道少许出血,色暗红,应采取哪些措施?

【活动分析】

1. 解释疼痛的原因,指导产妇在宫缩间歇期放松的方法。

2. 观察产程进展,注意胎心音变化。

3. 进行外阴消毒,为自然分娩做好准备。

【实训目标】

知识目标:掌握会阴消毒的目的及操作要点。

能力目标:学会产时会阴消毒的方法、顺序和范围。

素质目标:养成良好的职业素养,并在操作中贯彻执行安全和高效原则。

【操作目的】

1. 清洁皮肤、预防感染发生。

2. 为阴道操作、自然分娩、妇产科手术做准备。

【用物准备】

1. 分娩机转模型、产床。

2. 治疗车:治疗盘、弯盘 1 个、纱布、一次性备皮刀、肥皂水、无菌卵圆钳 1 把、无菌碗 2 个、消毒棉球若干、一次性会阴垫 1 个、无菌接生巾 1 包、浴巾、冲洗壶、便盆、医嘱单、橡胶手套、记录单、笔、快速手消毒液、医疗废物桶、生活垃圾桶。

【操作流程及考核评分标准】

外阴消毒护理的操作流程及考核评分标准见表 6-2。

表 6-2　外阴消毒护理的操作流程及考核评分标准

项目	技术操作要求	分值
操作准备 (10 分)	• 护士准备:衣帽整洁,应修剪指甲、洗手、戴口罩	2
	• 用物准备:①治疗盘内备毛巾、浴巾、无菌大棉签、无菌溶液、垫巾、一次性手套、卫生纸等;②治疗盘外备水壶(50～52 ℃的温水)、便器、屏风	4
	• 患者准备:一般状况良好,且愿意配合	2
	• 环境准备:安静、整洁;停止清扫、换单,减少走动;注意保暖、关闭门窗,必要时屏风遮挡	2
评估 (10 分)	• 患者:①病情、意识、配合程度,有无尿失禁及留置导尿管;②会阴清洁程度,会阴皮肤黏膜情况,会阴有无伤口,阴道出血、流液情况	10
操作程序 (70 分)	• 核对医嘱	3
	• 核对床号、姓名,评估患者,解释目的、方法、注意事项及配合要点	5
	• 洗手,戴口罩	5
	• 携用物至床旁,关闭门窗,隔帘或屏风遮挡	3
	• 协助患者取膀胱截石位或外展屈膝位,露出外阴部	2
	• 将一次性垫巾铺于臀部下方,便器置于患者臀下	3
	• 将盖被折于下腹部以下,将浴巾盖于患者胸部、上腹部	2
	• 戴手套,清洁外阴:①用无菌持物镊夹取消毒棉球蘸肥皂水擦洗外阴部,依次擦洗小阴唇、大阴唇、阴阜、大腿内侧上 1/3、会阴、肛周、肛门(图 6-2);②用一次性备皮刀剃去阴毛;③更换无菌持物镊夹取消毒棉球用温开水依序擦去肥皂水。重复一遍。后夹取无菌纱布擦干	20
	• 撤去便器、垫巾	3
	• 收回浴巾,协助穿好衣裤,整理床单位,盖好盖被,协助取舒适卧位	2
	• 会阴消毒:会阴冲洗后第一遍消毒,更换持物镊,夹取 0.5%活力碘棉球依次消毒小阴唇、大阴唇、阴阜、大腿内侧上 1/3、会阴、肛门周围、肛门。根据需要消毒第二遍,步骤同上	20
	• 脱手套,整理用物,分类处理,洗手,记录	2

续表

项目	技术操作要求	分值
整体评价 （10分）	• 表情自然,语言亲切、流畅、通俗易懂,能完整体现护理要求,操作到位、符合节力原则,患者感觉舒适	10
总分		100

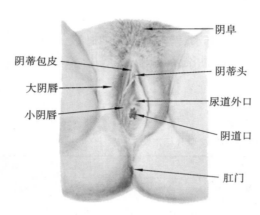

图 6-2　女性会阴部示意图

【注意事项】

1. 用物准备要齐全。

2. 操作过程中注意遮挡和保暖。

3. 消毒液勿弄湿产妇的衣裤。

4. 注意根据产妇的实际情况选择体位,如胎头浮伴胎膜早破、足先露等不宜采取头高臀低位。

5. 会阴消毒应遵循的顺序为自上而下、由内而外。

6. 会阴消毒的时间:初产妇宫口开全,经产妇宫口扩张 4 cm 且宫缩较为规律时。操作中注意观察产程进展。

7. 操作中注意观察产妇的反应及面色,与产妇交流,询问产妇的感受。

8. 操作程序重在掌握无菌原则,各医院具体的操作可能存在一定的差异。

相关知识链接

外阴消毒

如果是日常护理的话,可以先用温水清洗外阴一遍,然后用高锰酸钾水溶液坐浴,或者用其他的洗剂配水清洗即可。产科外阴消毒是产科检查和分娩前最常用的外阴皮肤消毒操作,消毒液经过不断的研究也不断变化着,从常用的低效消毒剂 1% 新洁尔灭,到目前常用的高效消毒剂碘尔康、PVP 碘、碘伏等。

（李　英）

任务三　新生儿沐浴

新生儿皮肤娇嫩,抵抗力低,加上各种污染物如大小便、汗液、呕吐物等的刺激,极易造成感染。沐浴可以清除身上的污垢,保持皮肤清洁,防止堵塞皮脂腺和汗腺,保持它们的正常生理机能。

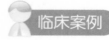　临床案例

孙女士顺产后 1 日,新生儿出生后 1 min 时评分为 8 分,5 min 时评分为 10 分。现已过 24 h,请给新生儿沐浴。注意脐部护理。

【活动分析】

1. 选择安全、避风、温暖的地方,室温为 26～28 ℃,准备好洗澡水,水温为 38～40 ℃即可。

2. 准备新生儿衣物及洗澡用物,洗澡前护士应洗手,剪短指甲,取下手表、戒指等,避免刮伤宝宝。

【实训目标】

知识目标:掌握新生儿的主要生理特点,新生儿沐浴目的及禁忌证。

能力目标:掌握新生儿沐浴的操作技术、顺序以及注意事项。

素质目标:养成良好的职业素养,并在护理过程中能温柔呵护新生儿。

【操作目的】

1. 清洁皮肤,预防皮肤感染。

2. 活动新生儿肢体,促进血液循环,增加其舒适程度。

3. 观察全身皮肤,及时发现异常状况。

【用物准备】

小毛巾,大毛巾,新生儿褥褓,婴儿专用沐浴液,清洁衣裤,尿布,婴儿爽身粉,婴儿润肤油,5％鞣酸软膏,消毒植物油,抗生素滴眼液,棉签,婴儿秤,沐浴装置等。

【操作流程及考核评分标准】

新生儿沐浴操作流程及考核评分标准见表 6-3。

表 6-3 新生儿沐浴操作流程及考核评分标准

项目	技术操作要求	分值
操作准备 (10分)	• 护士准备:衣帽整洁,应修剪指甲,洗手,戴口罩	2
	• 用物准备:操作台、体重秤,毛巾垫,尿布及衣被,大毛巾、浴巾、沐浴液、水温计、浴盆内备 2/3 温热水或温流动水、干净内衣、护脐用品、纸尿裤、指甲刀、纱布、弯盘、按摩油、酒精、无菌棉签等	3
	• 新生儿准备:核对产妇及新生儿手腕带(至少同时使用两种身份识别方法,如姓名、出生年月、产妇住院号、床号等),沐浴在喂奶前或喂奶后 1 h 进行,以防呕吐和溢奶	3
	• 环境准备:调节室温至 26～28 ℃,关闭门窗,但采光要好;沐浴台上铺套好布套的台垫	2
评估 (10分)	• 环境:室温、水温适合新生儿沐浴 • 用物:用物准备齐全 • 新生儿:全身、四肢活动以及皮肤完整情况,有无感染	10
操作程序 (70分)	• 沐浴前,按使用顺序摆放好用物,调试水温(包括流动水)至所需温度。检查新生儿手腕带,核对床号、姓名、性别、日龄。在浴台上打开包被,脱去新生儿衣服,按护理常规测量体重,检查全身情况并记录,然后用大毛巾包裹新生儿全身(保留纸尿裤)	10
	• 擦洗面部:一只手托住婴儿头部,一只手用单层面巾擦眼(内眦→外眦),更换面巾部位以同法擦另一眼,再擦洗耳和脸部(额头→鼻翼→面部→下颌),禁用肥皂;根据情况用棉签清洁鼻孔	10
	• 抱起新生儿,用左手掌托住头颈部,左拇指与中指分别将新生儿双耳廓折向前方,并轻轻按住,堵住外耳道口,左臂及腋下夹住新生儿臀部及下肢,将头移近盆边,右手用水淋湿头发,将沐浴液涂于手上,洗头、颈、耳后,然后用清水冲净,拧干小毛巾擦干头发(图 6-3(a))	10

Note

续表

项目	技术操作要求	分值
操作程序 (70分)	• 解开大毛巾,平铺于浴台上,去掉尿布,以左手掌、指握住新生儿左肩及腋窝处,使头颈部枕于操作者前臂,用右手握住新生儿左大腿,使其臀部位于操作者右手掌上,轻放水中(图6-3(b))	10
	• 松开右手,取浴巾湿水或流动水淋湿新生儿全身,擦沐浴液,边洗边冲净,依次为颈下、前胸、腋下、腹、手、臂、后颈、背腰、腿、脚、会阴及臀部,特别注意皮肤褶皱处的胎脂、排泄物等	10
	• 洗完后用干净大浴巾擦干皮肤,动作轻柔,检查全身各部位	3
	• 用75%酒精消毒脐带根部(图6-4)	2
	• 必要时用按摩油涂抹颈下,腋下、腹股沟等皮肤褶皱处(图6-5)	3
	• 为婴儿穿好衣服、尿布及包被,视情况修剪指甲	2
	• 再次核对新生儿床头卡、手腕带,送至产妇床旁,协助母乳喂养	5
	• 安置新生儿,清理用物,必要时更换床单位	5
整体评价 (10分)	• 按消毒技术规范的要求分类处理使用后的物品 • 沐浴后婴儿安静舒适 • 语言通俗易懂,态度和蔼,与家属沟通有效 • 关爱婴儿,密切关注婴儿的反应和呼吸情况 • 全过程动作熟练、规范,符合操作原则	10
	总分	100

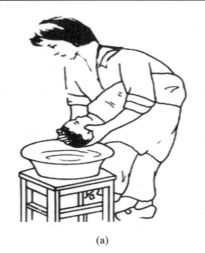
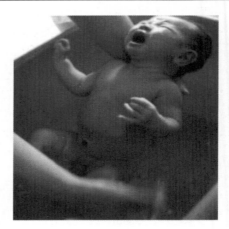

(a)   (b)

图6-3　新生儿沐浴

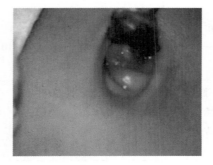

图6-4　新生儿脐部护理

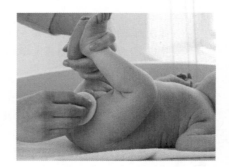

图6-5　新生儿臀部护理

【注意事项】

1. 注意保暖,动作轻快。

2. 沐浴时注意不污染脐带,勿使水或肥皂沫进入耳、眼内。

3. 头顶部有皮脂结痂时,可涂液体石蜡,次日轻轻梳去结痂,再予以清洗。

4. 沐浴过程中注意观察新生儿的精神反应和呼吸情况。

5. 若新生儿有头皮血肿、颅内出血、Apgar 评分 8 分以下以及病情不稳定等情况,暂不沐浴。

6. 严格执行一人一巾一盆,一用一消毒,不得交叉混用。

相关知识链接

新生儿护理

胎儿自母体娩出后至出生后 28 天的阶段,被称为新生儿期。这一时期虽然短暂,但新生儿面临着生活环境和方式的巨大改变,因此,加强新生儿护理尤为重要。新生儿沐浴是新生儿护理的一项重要内容,也是妇产科护理人员必须掌握的一项常规操作技术,新生儿沐浴的目的是使新生儿保持皮肤清洁,预防感染,增进自主活动和舒适感,促进新生儿与外界的交流和沟通。

春秋季最好每天洗一次,夏季因天气炎热,每天可洗两次以上,寒冷的冬季如有条件,最好每天洗一次,若无条件,也需每周洗一次,每天用温水擦浴。每次洗澡的时间宜在两次喂乳之间,避免宝宝喂奶前过度饥饿或喂奶后洗澡发生溢奶。对于睡眠不太好的宝宝可在晚上睡觉前洗,会使宝宝睡眠安稳。

(李 英)

任务四 蓝光箱应用

临床案例

患儿,男,生后 3 天,体重 3200 g,皮肤及巩膜发黄,血清总胆红素 280 μmol/L。入院诊断为病理性黄疸,遵医嘱应用蓝光箱,作为责任护士,你应该如何给患儿正确应用蓝光箱? 操作中应注意些什么?

【活动分析】

1. 患儿血清总胆红素 280 μmol/L,且皮肤及巩膜发黄,说明患儿有病理性黄疸,为蓝光箱使用的适应证。

2. 掌握蓝光箱的正确使用方法,满足患儿的治疗需要,促进患儿康复。

【实训目标】

知识目标:掌握蓝光箱使用适应证及注意事项。

能力目标:掌握蓝光箱应用技能,动作轻稳,注意安全。

素质目标:养成良好的职业素养,仪表端庄,态度和蔼,爱护婴幼儿,体现良好的人文素养。

【操作目的】

使血中未结合胆红素经光照后转变成水溶性胆红素,易于排出,使血清胆红素浓度降低,减轻皮肤及巩膜黄染,降低对神经系统的损害。

【用物准备】

蓝光箱、眼罩、尿布、温度计、湿度计、蒸馏水、记录单等。

【操作流程及考核评分标准】

蓝光箱应用操作流程及考核评分标准见表 6-4。

表 6-4 蓝光箱应用操作流程及考核评分标准

项目	技术操作要求		分值
操作准备 (10分)	• 护士准备:衣帽整洁,应修剪指甲、洗手、戴口罩		3
	• 用物准备:蓝光箱(图 6-6)性能完好		2
	• 婴幼儿准备:清洁皮肤,皮肤上不可涂粉和油类;修剪指甲		3
	• 环境准备:环境整洁、安静,光线良好,温、湿度适宜,符合操作要求		2
评估 (10分)	• 婴幼儿:月龄、病情及喂养情况等		6
	• 环境:环境清洁,温、湿度适宜		2
	• 用物:齐全		2
操作程序 (70分)	备蓝光箱	• 清洁:擦拭蓝光箱,特别注意擦净灯管及反射板	5
		• 加水:箱内水槽中加蒸馏水至水位指示线	5
		• 检查、预热:接通电源,检查线路及灯管亮度,使箱温预热至 30～32 ℃,相对湿度达 55%～65%	5
		• 放置:将蓝光箱置于干净,温、湿度变化小,无阳光直射处	5
	核对解释	• 核对医嘱及患儿床号、姓名,向家长做好解释	5
	入箱操作	• 测量患儿体温 • 将患儿全身裸露,用尿布遮盖会阴、肛门部,双眼戴遮光眼罩(图 6-7),男婴注意保护阴囊	5
		• 将患儿抱入已预热好的蓝光箱中,灯管与患儿皮肤距离遵从单面蓝光照射 30～40 cm,双面蓝光照射 25～35 cm,开启蓝光灯,记录开始照射时间	5
	蓝光照射	• 皮肤均匀受光:尽量使患儿身体广泛照射;单面蓝光箱一般每 2 h 更换体位 1 次(仰卧、俯卧、侧卧交替照射)	5
	监测体温及观察反应	• 监测体温:每 2～4 h 测量体温 1 次或根据病情及体温情况随时测量,使体温保持在 36～37 ℃;若光疗时体温超过 37.8 ℃或低于 35 ℃,应暂停光疗,检查光疗箱性能,并经处理体温恢复正常后再继续照射	5
		• 观察婴幼儿面色,观察有无并发症的发生:观察患儿精神反应及生命体征,注意黄疸的部位、程度及其变化,大小便颜色与性状,皮肤有无发红、干燥、皮疹,有无呼吸暂停,有无烦躁、嗜睡、发热、腹胀、呕吐、惊厥等,注意吮吸能力、哭声变化,若有异常及时与医师联系处理	10
	出蓝光箱	• 遵医嘱停止照射,出箱前先将衣物预热,给患儿穿好,抱患儿出蓝光箱,除去遮光眼罩,妥善安置,关闭电源开关	5
	• 整理记录:记录出箱时间		5
	• 蓝光箱清洁消毒后备用		5

续表

项目	技术操作要求	分值
整体评价 （10分）	• 程序正确,动作规范,操作熟练,处理问题正确	4
	• 爱护婴幼儿,动作轻稳,注意安全,观察记录及时	4
	• 解释合理、有效,体现人文关怀,对婴幼儿关心、同情、有耐心	2
总分		100

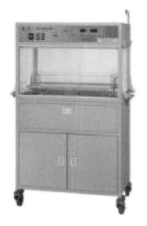

图 6-6　蓝光箱

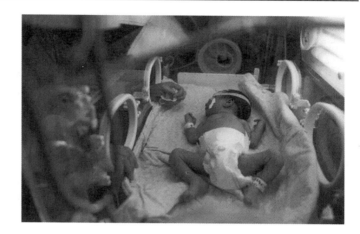

图 6-7　遮盖会阴、肛门部,戴遮光眼罩

【注意事项】

1. 操作中手法正确,动作轻稳,力度适宜。

2. 严格遵守操作规程保证安全使用蓝光箱,记录灯管使用时间,累计超过 1000 h 时应更换灯管。

3. 保持蓝光箱清洁,如被患儿呕吐物、汗渍、大小便等污染后应及时清洁。

4. 光疗过程中保持水分、营养供给,按医嘱静脉输液,密切观察病情,光疗前后监测血清胆红素变化以判断疗效。光疗过程中注意观察有无并发症的发生。

（张利君）

任务五　婴幼儿乳瓶喂养

临床案例

　　小兵,男,足月顺产,4 个月月龄,人工喂养,体重 5.5 kg,身长 51 cm,头围 35 cm,由其母亲抱来就诊。体检后发现该患儿有轻度营养不良,每次喂乳后都有吐乳。作为责任护士,你应该如何给患儿进行正确的乳瓶喂养? 操作中应注意些什么?

【活动分析】

1. 患儿有轻度的营养不良,且每次喂乳后有吐乳,说明喂养不当。

2. 指导家长正确的哺乳方法,满足患儿的进食需要,促进营养吸收。

3. 患儿有吐乳时,妥善处理。

Note

【实训目标】

知识目标:掌握婴幼儿乳瓶喂养知识。

能力目标:掌握婴幼儿乳瓶喂养技能。

素质目标:养成良好的职业素养,在操作中体现人文关怀精神。

【操作目的】

为具有吸吮、吞咽能力的婴幼儿摄取营养。

【用物准备】

座椅、治疗车、托盘、乳卡、记录单、镊子、无菌奶嘴、奶瓶、尿布、小毛巾、快速手消毒液、医疗废物桶等。

【操作流程及考核评分标准】

婴幼儿乳瓶喂养的操作流程及考核评分标准见表6-5。

表6-5 婴幼儿乳瓶喂养的操作流程及考核评分标准

项目	技术操作要求	分值
操作准备 (10分)	• 护士准备:衣帽整洁,应修剪指甲、洗手、戴口罩	3
	• 用物准备:根据病情准备乳液及乳瓶喂养用物	2
	• 婴幼儿准备:评估婴幼儿月龄、病情及喂养情况,更换尿布,测量体重(必要时)	3
	• 环境准备:环境整洁、安静,光线良好,符合操作要求	2
评估 (10分)	• 婴幼儿:月龄、病情及喂养情况等	6
	• 环境:环境清洁,温、湿度适宜	2
	• 用物:齐全	2
操作程序 (70分)	• 携用物至床旁,核对婴幼儿,自我介绍,解释操作目的及方法	2
	• 再次核对医嘱与乳卡、乳汁种类、乳量及时间	2
	• 选择合适奶嘴套于乳瓶口	3
	• 检查奶嘴孔型号是否合适	3
	• 滴乳汁到手腕掌侧,无过热温度为宜	5
	• 婴幼儿头部枕于护士肘窝处,背部靠着手前臂处,呈半坐位	5
	• 用小毛巾围于婴幼儿颈部	5
	• 喂奶时乳瓶呈斜位,使奶嘴充满乳汁(图6-8)	5
	• 用奶嘴轻触婴幼儿嘴唇,然后将奶嘴送入婴幼儿舌上,即开始喂乳	6
	• 当奶嘴吸瘪时,稍转动乳瓶,负压即消失	6
	• 喂乳完毕后擦净口周	4
	• 将婴幼儿竖起直抱,头部紧靠护士肩上,手掌轻拍背部,排出奶嗝(竖抱驱气法如图6-9所示),也可使用前倾驱气法(图6-10)	8
	• 取婴幼儿右侧卧位	4
	• 观察婴幼儿面色及呼吸情况	4
	• 观察有无溢乳	4
	• 整理记录:洗手,记录,奶具需清洗、灭菌后使用	4
整体评价 (10分)	• 程序正确,动作规范,操作熟练	4
	• 婴幼儿配合;哺乳顺利,满足生长需求;无溢奶、呛奶,观察记录及时	4
	• 解释合理、有效,体现人文关怀,对婴幼儿关心、同情、有耐心	2
	总分	100

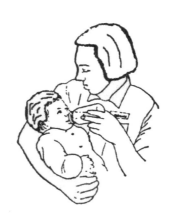

图 6-8　倾斜乳瓶使乳汁充满整个奶嘴

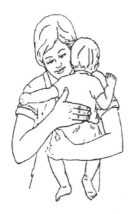

图 6-9　竖抱驱气法

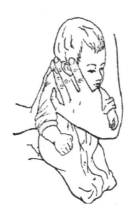

图 6-10　前倾驱气法

【注意事项】

1. 操作中手法正确,动作轻稳,力度适宜。
2. 正确哺乳,无溢奶、呛奶,观察记录及时。

（张利君）

参考文献

CANKAOWENXIAN

[1]　洪震,臧谋红.基础护理学实训指导[M].3 版.南京:江苏凤凰科学技术出版社,2018.

[2]　周春美,张连辉.基础护理学[M].3 版.北京:人民卫生出版社,2014.

[3]　刘琼玲,蔡文智.妇产科护理学实验指导[M].北京:科学出版社,2012.

[4]　黄惠清,高晓梅.护理技术综合实训[M].2 版.北京:人民卫生出版社,2015.

[5]　李晓松,王瑞敏.护理综合技能训练[M].北京:高等教育出版社,2013.

[6]　张美琴,邢爱红.护理综合实训[M].北京:人民卫生出版社,2014.

[7]　王培红,耿力,邓六六.妇产科护理操作规程及评分标准[M].武汉:湖北科学技术出版社,2015.

[8]　李小寒,尚少梅.基础护理学[M].北京:人民卫生出版社,2017.

[9]　张春燕.北京协和医院风湿免疫科护理工作指南[M].北京:人民卫生出版社,2016.

[10]　护理技术专家委员会.50 项护理操作技术图解与评分标准[M].北京:中国医药科技出版社,2014.